SCHRIFTEN AUS DEM GESAMTGEBIET DER GEWERBEHYGIENE
HERAUSGEGEBEN VON DER DEUTSCHEN GESELLSCHAFT FÜR GEWERBEHYGIENE
IN FRANKFURT A. M., PLATZ DER REPUBLIK 49
NEUE FOLGE. HEFT 29

Toxikologie und Hygiene des Kraftfahrwesens

(Auspuffgase und Benzine)

Von

Prof. Dr. med. **E. Keeser**
Direktor des pharmakologischen Instituts der Universität Rostock
früherem Regierungsrat

Dr. phil. **V. Froboese**
Regierungsrat

Dr. phil. **R. Turnau**
Regierungsrat

im Reichsgesundheitsamt

und

Prof. Dr. med. **E. Gross** Dr. phil. **E. Kuss**
Dr. phil. **G. Ritter** Prof. Dr. Ing. **W. Wilke**

von der I. G. Farbenindustrie-A.-G. Oppau und Ludwigshafen a. Rh.

Mit 23 Textabbildungen
und 1 Tafel

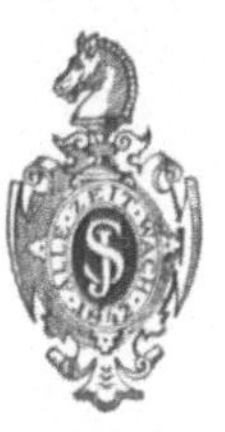

Springer-Verlag Berlin Heidelberg GmbH

1930

Additional material to this book can be downloaded from http://extras.springer.com

ISBN 978-3-642-98510-2 ISBN 978-3-642-99324-4 (eBook)

DOI 10.1007/978-3-642-99324-4

Aus dem Reichsgesundheitsamt Berlin
Physiologisch-pharmakologisches Laboratorium
(Geh. Regierungsrat Professor Dr. **E. Rost**)
Hygienisches Laboratorium
(Geh. Regierungsrat Professor Dr. **O. Spitta**)
und
aus der I. G. Farbenindustrie-Aktiengesellschaft
Forschungslaboratorium Oppau und
Gewerbehyg. I. G. Laboratorium Ludwigshafen a. Rh.
(Leitung der Arbeit: Direktor Dr. Dr. **A. Mittasch**)

Vorwort.

Die wachsende Zahl von Unglücksfällen durch Auspuffgase von Kraftwagen hat zur Beunruhigung der Öffentlichkeit geführt, und in der letzten Zeit sind daher im In- und Auslande wiederholt Artikel in der Presse erschienen, die sich mit der Frage der Giftigkeit der Auspuffgase und der mit ihnen verunreinigten Straßenluft beschäftigen.

Entsprechend der Bedeutung dieser Frage für die Allgemeinheit und besonders für den Kreis der Bevölkerung, der beruflich mit Benzinen und Auspuffgasen in Berührung kommt, haben sich zahlreiche Forscher bereits mit diesem Problem befaßt.

Den Hauptanteil an den in Betracht kommenden Arbeiten hat naturgemäß Amerika geliefert, das infolge der schnellen Entwicklung seines Kraftfahrwesens lange vor Deutschland auf diese Frage hingewiesen wurde.

Die meisten aller bisherigen Arbeiten über Auspuffgase sind Spezialuntersuchungen, von denen die einen mehr chemischen, die anderen mehr hygienischen Charakter tragen.

Es schien uns daher notwendig, die Zusammenhänge zwischen den toxikologischen und hygienischen Fragen im Kraftfahrwesen auf umfassender Grundlage zu studieren, sowohl vom Standpunkt des Mediziners und Chemikers als auch, soweit motortechnische Fragen grundlegend herangezogen werden mußten, des Ingenieurs.

Die große Bedeutung der Hygiene des Kraftfahrwesens für die Allgemeinheit und der Umstand, daß die I. G. Farbenindustrie Aktiengesellschaft sich in den letzten Jahren mit dem Ausbau exakter, aber an anderer Stelle aus Mangel an den erforderlichen technischen Hilfsmitteln nicht durchführbarer Untersuchungsmethoden für die Verbrennungsprodukte von Brennstoffen beschäftigt hatte, führten dazu, daß das Reichsgesundheitsamt und die I. G. Farbenindustrie Aktiengesellschaft sich entschlossen, gemeinsam die Bearbeitung der Abgasfrage auf breiter Basis aufzunehmen.

Im Vordergrund des Interesses standen naturgemäß die Untersuchungen an Kraftfahrzeugen mit Benzinbetrieb. Mit Schwerölen betriebene Kraftfahrzeuge spielen in Deutschland wie im Ausland bisher noch eine so untergeordnete Rolle gegenüber den mit Benzin betriebenen, daß ihre Nichtberücksichtigung zur Zeit wohl keine Unvollständigkeit bedeutet.

Nur in beschränktem Maße wurden auch die Brennstoffe selbst studiert, und zwar nur soweit, als es für die Beurteilung der toxischen Wirkungen des unzersetzt in den Auspuffgasen enthaltenen Brennstoffs notwendig war. Die Fülle der in Gebrauch befindlichen Benzine zwang zu einer Auswahl.

Statt der handelsüblichen Namen wurden in der vorliegenden Arbeit, ihrem wissenschaftlichen Charakter entsprechend, zur Charakterisierung der Brennstoffe physikalische und chemische Daten benutzt und die Brennstoffe selbst mit Buchstaben bezeichnet.

Die Arbeit bringt nur in untergeordnetem Maße die Auswertung der Veröffentlichungen anderer Forscher und ist im wesentlichen die Niederschrift einer umfassenden Neuuntersuchung.

Die Darstellungsform wurde dem allgemeinen Zweck entsprechend so gehalten, daß der wesentliche Inhalt auch dem Laien verständlich ist. Aus dem gleichen Grunde haben wir es nicht als Aufgabe der Arbeit betrachtet, alle mit der Materie zusammenhängenden Fragen in chemischer, toxikologischer und auch motortechnischer Beziehung zu klären, sondern sie nur soweit zu behandeln, als sie für die Toxikologie und Hygiene des Kraftfahrwesens von praktischer Bedeutung sind.

Wir hoffen, daß das Werk von Interesse für alle diejenigen sein wird, die sich in irgendeiner Weise mit dem Kraftfahrwesen zu beschäftigen haben.

Berlin/Ludwigshafen a. Rh.,
im Juni 1930.

Die Verfasser.

Inhaltsverzeichnis.

A. Allgemeines[1].

Motorbedingungen, Versuchsmotoren, Arbeitsbedingungen, Brennstoffe, Schmieröle, Abhängigkeit der Abgaszusammensetzung von Motorbedingungen. Gleiche Motorbedingungen bei vergleichenden Versuchen auf dem Prüfstand. Vollast und Leerlauf charakteristische Grenzbedingungen. Grundsätzlich gleiche Verbrennungsprodukte bei drei Motoren verschiedener Konstruktion. Hauptversuche mit 6/25 PS. Adler-Kraftwagenmotor.

1. Motorbedingungen.

Die Zusammensetzung der Abgase eines Vergasermotors[2] wird durch die verschiedensten Faktoren beeinflußt. Wesentlich hiervon sind die Konstruktion des Motors[3] und seine jeweiligen Arbeitsbedingungen. Wenn man vergleichbare Untersuchungen der Abgase bei Verwendung verschiedener Brennstoffe vornehmen will, ist es daher in erster Linie erforderlich, die Versuche (sowohl bei chemischen als auch bei physiologischen Untersuchungen) an dem gleichen Motor und unter gleichbleibenden Arbeitsbedingungen auszuführen.

Hierfür genügt es nicht, nur für gleichbleibende Drehzahl und Belastung des Motors während des Betriebes zu sorgen, sondern es müssen auch Luftzufuhr und Brennstoffverbrauch konstant gehalten werden. Dieser Gesichtspunkt wird im allgemeinen nicht genügend beachtet. Wie sich leicht feststellen läßt, laufen Drehzahl und Belastung des Motors, also die Leistung, nicht zwangsläufig mit dem Brennstoffverbrauch parallel. Bei Brennstoffüberschuß, zu großer Düse (fetter Vergasereinstellung) oder Luftmangel, zu kleiner Luftdüse, geschlossener Starterklappe wird ein großer Teil des Brennstoffes unverbrannt wieder ausgestoßen. Wie weit man mit der Luftdrosselung und Vermehrung der Brennstoffzufuhr gehen kann, zeigte uns ein Versuch bei Leerlauf, bei welchem nach erfolgter Frischluftdrosselung, wobei der Motor in der Drehzahl abfiel, durch Öffnung der Vergaser-

---

[1] Den folgenden einzelnen Abschnitten geht zur bequemen Orientierung ein kurzes Referat ihres wesentlichen Inhalts voraus. Eine Durchsicht dieser Teilreferate soll ein Überblicken der Arbeit erleichtern. — Bei Literaturangaben ist im Text der Name des Autors nebst Jahreszahl der Veröffentlichung angegeben. Die jedesmal dahinter in Klammer angegebene Zahl gibt die laufende Nummer des Literaturverzeichnisses (am Schluß auf S. 96) an, wo sich das genaue Zitat findet (bei ausländischen Arbeiten ist der Titel verdeutscht).

[2] Im Gegensatz zu den „Einspritzmaschinen“, den Dieselmotoren usw., die bedeutend höher siedende Brennstoffe (z. B. Gasöl) benutzen.

[3] Bei abgenutzten Motoren können die Abgase stets beachtenswerte Mengen von mitverbranntem Schmieröl zeigen.

drossel (vermehrte Gemischzufuhr) der Motor wieder auf normale Drehzahl (1000 Umdrehungen) gebracht wurde. Der Brennstoffverbrauch stieg auf das Sechsfache des normalen an (etwa 12 l/h statt 2 l/h), ohne daß am Motor selbst ein anormaler Lauf zu beobachten war. Das Abgas wies neben etwa 6% Kohlenoxyd (CO) noch einige Prozente freien Sauerstoff (O_2) auf. Durch Abkühlung der Auspuffgase (vgl. S. 37ff.) gelang es, etwa vier Fünftel des Brennstoffes wieder als solchen zurückzugewinnen.

Kleine Unterschiede in der Abgaszusammensetzung können auch durch Änderung der Zündstellung (Zündzeitpunkt) verursacht werden.

Von geringem Einfluß sind auch Kühlwassertemperatur und die atmosphärischen Bedingungen (Temperatur und Feuchtigkeitsgehalt der angesaugten Luft, Barometerstand). So fanden wir, daß die an verschiedenen Versuchstagen gewonnenen Abgaswerte nicht völlig untereinander übereinstimmten, während die an ein und demselben Tage mit verschiedenen Brennstoffen ausgeführten Versuche zu übereinstimmenden Werten führten.

Zahlreiche Forscher haben auf die Wirkung dieser verschiedenen Faktoren hingewiesen.

Nach Slaby 1890/91 (195) ist ein Einfluß der Schmierölmitverbrennung zu bemerken.

Haber 1896 (74) und Haber und Weber 1896 (75) weisen an einem Gasmotor den Einfluß der Belastung in dem Sinne nach, daß mit steigender Belastung die Verbrennung vollständiger wird.

E. Meyer 1903 (147), Neumann 1909 (154) und Terres 1914 (214) untersuchen u. a. den Einfluß der Kompression des Brennstoff-Luft-Gemisches vor der Zündung.

Hood, Kudlich und Burrell 1915 (91) untersuchen den Einfluß des Mischungsverhältnisses Brennstoff : Luft, der Vergasung und Mischung, der Fahrzeuggeschwindigkeit, der Temperatur von Luft und Kühlwasser, der Zündung, der Kompression und schließlich der Qualität des Brennstoffes auf die Zusammensetzung der Abgase mit dem Ergebnis, daß ein Höchstgehalt an CO auftritt, wenn bei voller Belastung und höchster Tourenzahl reichlich Brennstoff zur Aufrechterhaltung dieser Leistung zugeführt wird.

Wa. Ostwald 1919 (169) gibt zur praktischen Verwertung der Abgasanalyse Rechentafeln an, die zur sparsamen Einstellung der Vergaser dienen sollen.

Fieldner, Straub und Jones 1921 (45) untersuchen gasanalytisch die Abgase und bestimmen die Abhängigkeit des CO_2- und CO-Gehaltes bei verschiedenen Belastungen insgesamt an 100 Kraftwagen der verschiedensten Größen und Konstruktion. Von Einfluß auf den Verbrennungsvorgang wird allein das Brennstoff-Luft-Verhältnis angesehen.

Wehrmann, Terres und Lueg 1921 (223) bestätigen den Einfluß der Belastung auf den Verbrennungsvorgang unter besonderer Berücksichtigung der Vergasung des Brennstoffes.

Fieldner 1921 (44) und Fieldner und Jones 1922 (46) und (47) gaben Gasanalysen von Auspuffgasen. Im CO_2-Gehalt sahen sie ein direktes Maß für das Verhältnis Benzin:Luft. Letztere Verfasser stellten einen gewissen Unterschied in der Abgaszusammensetzung je nach der Entnahmestelle im Auspuffrohr fest.

Brown 1922 (13) gibt eine thermische Auswertung von Abgasanalysenergebnissen.

Moeller und Büchting 1924 (149) stellen fest, daß der Gehalt an Unverbranntem in den Abgasen mit sinkender Belastung steigt, ebenso bei Spätzündung zunimmt. Ein Brennstoffüberschuß, sowie zuviel Schmieröl wirkt in gleichem

Sinne, ebenso eine Erhöhung der Kompression. Mit steigender Drehzahl sinkt der CO-Gehalt der Abgase zuerst, um später wieder anzusteigen.

Kohn-Abrest 1926 (114, 115) untersucht den Gehalt der Abgase von verschiedenen Kraftfahrzeugen bei verschiedenen Fahrgeschwindigkeiten im Hinblick auf Brennstoffersparnis und Hygiene. Eine Rauchfahne (von unverbranntem Öl herrührend) erhöht die CO-Menge in den Abgasen nicht.

Liesegang 1927 (134) und 1928 (135) untersucht am Prüfstand die Abgaszusammensetzung bei wechselnder Belastung und Drehzahl unter Verwendung der verschiedensten Brennstoffe des Handels. Die unvollständigste Verbrennung finde bei Vollast (!) (vgl. S. 4, Anm. 2), nicht bei Leerlauf statt.

Die Abgasstudien sind verschiedentlich zum Teil sowohl an fahrenden Kraftwagen auf der Landstraße als auch auf künstlicher Fahrstraße ausgeführt worden. Derartige Versuchsbedingungen eignen sich jedoch unserer Ansicht nach nicht für vergleichende Untersuchungen, bei denen Zufälligkeiten, wie sie während der Fahrt eines Wagens auftreten, ausgeschlossen sein müssen. Wir wählten daher ausschließlich den Prüfstand für unsere Untersuchungen, und da alle Bedingungen grundsätzlich zwischen den beiden extrem möglichen Arbeitsbedingungen des Motors liegen müssen, nämlich zwischen

Leerlauf (unbelasteter Motor), wobei bekanntermaßen die Verbrennung unvollständig ist, und

Vollast (höchstbelasteter Motor), wobei die Verbrennung praktisch vollständig ist,

beschränkten wir uns auf diese beiden extremen Fälle. Beide Bedingungen können nicht nur gut jederzeit reproduziert werden, sondern sie sind auch durchaus charakterisch: Leerlauf finden wir nämlich bei vorübergehendem Stillstand des Wagens (ebenso bei Reparaturen im Kraftwagenschuppen usw.), Vollast bei stärkster Beanspruchung des Motors z. B. bei Bergfahrt, bei großer Belastung des Wagens usw.

Wir sehen davon ab, Versuchsresultate, die an alten abgenutzten Motoren erhalten wurden, wiederzugeben, da hierbei grundsätzlich neue Gesichtspunkte für die vorliegende Arbeit nicht erhalten wurden. Der Verbrennungsvorgang und damit die Abgaszusammensetzung solcher Motoren unterscheidet sich von denen guter Motoren nicht in qualitativer, sondern nur in quantitativer Hinsicht.

2. Die Versuchsmotoren.

Obgleich grundsätzliche Unterschiede in den Abgaszusammensetzungen bei Verwendung der verschiedenartigsten Motoren von anderer Seite bisher nicht beobachtet worden sind, prüften wir doch noch einmal den Einfluß von Belastung, Drehzahl usw. an einigen verschiedenen Automobilmotoren, um festzustellen, ob die an einem beliebigen Motor normaler Konstruktion gewonnenen Ergebnisse ohne besondere Einschränkung verallgemeinert werden dürfen.

Als Versuchsmotoren verwendeten wir folgende Motoren: Hanomag, Adler und Benz. Sie hatten folgende Abmessungen:

	Hanomag 2/10 PS	Adler 6/25 PS	Benz 10/30 PS
Zylinderzahl	1	4	4
Bohrung mm ∅	80	68	80
Kolbenhub mm	100	110	130
Hubvolumen ccm pro Zylinder . .	503	400	654
Kompressionsverhältnis	1:6,8	1:5,2	1:5,5
Vergaser-Type	Pallas	Solex	Zenith
Hauptdüse*	75	70	80
Leerlaufdüse	50	50	30

* Düse „70" bedeutet, daß die Bohrung 70/100 mm weit ist.

Der 6/25 PS-Adlermotor war mit einer Wasserbremse, System Junkers, gekuppelt, der 2/10 PS-Hanomagmotor, sowie der 10/30 PS-Benzmotor mit einer Dynamomaschine, so daß jede beliebige Belastung möglich war.

Die Abgasanalysen[1] bei Benutzung verschiedener Brennstoffe an den drei verschiedenen Motoren unter gleichen Bedingungen bei Leerlauf und Vollast ergaben folgendes Bild:

Abgaszusammensetzung (Mittelwerte).

Bedingungen	Motor	Kohlensäure % (CO_2)	Kohlenoxyd % (CO)	Sauerstoff % (O_2)	Wasserstoff % (H_2)	Methan % (CH_4)
	Hanomag	7,7	5,2	1,6	—	—
Leerlauf......	Adler	8,5	8,5	1,1	3,7	1,0
1000 Drehzahl.	Benz	9,2	6,3	1,0	3,4	0,1
	Hanomag	13,2	0,2	1,4	—	—
Vollast.......	Adler	13,3	0,2	2,3	0,1	0,1
1500 Drehzahl.	Benz	13,5	1,7	1,1	0,5	0,1

Fieldner, Straub und Jones 1921 (45) z. B. finden bei der Abgasuntersuchung von 100 in Fahrt befindlichen Kraftwagen Schwankungen von 7—10% CO_2, 5—9% CO, 0,5—1,2% CH_4 und 2—3,7% H_2; der mittlere CO-Gehalt war 6,7% (siehe auch S. 2).

Kohn-Abrest 1926 (113, 114) beobachtete an sechs Wagen verschiedener Typen etwa 0—10% CO.

Diese Streuungen der Werte erscheinen nach unseren Ausführungen auf S. 2 durchaus verständlich[2].

[1] Entnahme der Gasprobe aus der Abgasleitung mittels einer mit Kochsalzlösung gefüllten Bürette. Gasanalyse nach Hempel: Absorption von CO_2 über Kalilauge, von O_2 mit alkalischer Pyrogallollösung, von CO mit salzsaurer Cu-1-Chloridlösung und Ablesung des Volumens über Kalilauge. Anschließend Verbrennung im Drehschmidtapparat über Kupferoxyd bei 700°.

[2] Von den Angaben der Literatur und von unseren Ergebnissen weichen stark die von Liesegang 1927 und 1928 angegebenen Befunde ab. Möglicherweise erklären sich die Verschiedenheiten dadurch, daß die Abgase entnommen wurden, sobald die gewünschte Motorbelastung erreicht war (vgl. Abhandlung 134, S. 87). Auf diese Weise können die mitgeteilten Werte mehr zufälliger Natur sein. Unsere Erahrungen sprechen dafür, daß nach Erlangung eines bestimmten Belastung zuerst noch stärkere Schwankungen in der Abgaszusammensetzung auftreten; erst nach einiger Zeit sind konstante Werte zu erwarten.

Die genannten Zahlen zeigen, daß in den verschiedenen Motoren die Verbrennung vollständig gleichartig verläuft. Geringe quantitative Unterschiede bestehen, qualitative jedoch nicht.

Daher führten wir unsere weiteren Versuche nur an einem Motor durch, und zwar wählten wir hierfür den 6/25 PS-„Adler"-Kraftwagenmotor.

3. Unsere Arbeitsbedingungen.

Konstant gehalten wurden folgende Motorbedingungen:

Adler 6/25	Düsen Hauptdüse	Düsen Leerlaufdüse	Drehzahl	Kühlwassertemp.	Bremsbelastung	Leistung	Zündung
Leerlauf .	70	50	1000	70° C	—	—	Volle Frühzündung 1)
Vollast . .	70	50	1500	70° C	12—13 kg	12—13 PS	

1) Der Funke sprang an der Zündkerze über, 10° Kurbelwinkel, bevor der Kolben den Totpunkt erreicht hatte.

In der Luftzuführungsleitung des Vergasers war eine besondere Drosselvorrichtung angebracht, welche den von der Maschine angesaugten Frischluftstrom in einigen Grenzen zu verändern gestattete. Durch Verringern der Luftzufuhr konnte ein Ansteigen des Gehaltes an unverbrannten Stoffen und damit des CO-Gehaltes im Abgas erreicht werden, während umgekehrt eine Verstärkung der Luftzufuhr ein Sinken des CO-Gehaltes zur Folge hatte. Die Möglichkeit einer gewissen Beeinflussung des CO-Gehaltes der Abgase je nach den Befunden der Gasanalyse war für die später zu schildernden physiologischen Untersuchungen notwendig, bei denen die Versuchstiere unmittelbar den Abgasen bei Leerlauf des Motors ausgesetzt wurden.

4. Brennstoffe.

In erster Linie wurden Benzine[1] zur Untersuchung herangezogen. Wir verwendeten solche verschiedener Herkunft und Siedegrenzen, immer jedoch solche, wie sie für den normalen Kraftwagenbetrieb allgemein Verwendung finden.

Benzine. Von der Untersuchung besonders schwerflüchtiger Benzine, wie diese nur für Lastwagen, Traktoren usw., zum Teil mit besonderen Vergasungshilfsvorrichtungen benutzt werden, sahen wir ab, wohl aber zogen wir besonders wertvolle leichtsiedende Benzine, sog. „Luxus-

[1] Im Hinblick auf die später anschließende toxikologische Untersuchung dürfte es angebracht sein, darauf hinzuweisen, daß technisch als „Benzine" bis etwa 220° siedende Kohlenwasserstoffe bezeichnet werden. Im pharmakologischen und auch rein chemischen Sinne werden dagegen unter Benzinen viel niedriger siedende Erdölfraktionen verstanden: nach dem Deutschen Arzneibuch VI ist Petroleumbenzin eine Flüssigkeit, von der bei der Destillation mindestens 80% zwischen 50° und 75° übergehen; nach Klemperer und Rost: Handbuch der allg. und spez. Arzneiverordnungslehre. 15. Aufl. Berlin: Julius Springer 1929, S. 219, geben als Siedegrenzen an: Pharm. of the U. S. A. 35—80°, Pharm. Suecica 60—100°, Pharmacopoe française unter 85°, Pharm. Romana zwischen 50 und 70°.

benzine" zur Untersuchung heran. Von einer Nennung der Handelsbezeichnungen sehen wir, wie schon im Vorwort bemerkt, für unsere Untersuchungen ab. Wir bezeichnen die von uns benutzten Benzine mit den Buchstaben A, B, C, D, E, F und geben zu ihrer Charakterisierung ihre physikalischen und chemischen Daten an[1]. Im Hinblick auf die hochverdichtenden Motoren und die für sie benutzten „klopffesten Brennstoffe"[2] dehnten wir unsere Untersuchungen auch auf solche Benzine aus, denen wir das in Deutschland gebräuchliche Antiklopfmittel Motyl[3] (Eisenkarbonyl, $Fe(CO)_5$) in Mengen von 0,15 Volumprozent zugesetzt hatten (mit Index „z" bezeichnet).

	Benzine						Benzol
	A	B	C	D	E	F	G
Flammpunkt °C	— 39	— 34	— 44	— 40	— 48	34,5	— 21
Spez. Gew. bei 15 °C	0,733	0.748	0,747	0,750	0,751	0,734	0,874
Viskosität bei 20 °C	0,923 E°	0,909 E°	0,913 E°	0,923 E°	0,952 E°	0,942 E°	0,914 E°
Abs. Viskosität bei 20,2 °C in Centipoise 1)	0,449	0,502	0,492	0,523	0,512	0,536	0,619
Kohlenstoff %	85,5	85,6	85,7	85,8	86,0	85,2	91,3
Wasserstoff %	14,4	14,3	14,3	14,2	13,9	15,0	8,6
Stickstoff %	0,1	0,1	0,1	0,1	0,1	0,1	0,1
Schwefel %	0,04	0,01	0,02	0,02	0,04	0,01	0,2
Eisen %	Nicht nachweisbar				1,2 mg pro Ltr.	1,2	Nicht nachweisbar
Aromatische KW n/Hess (einschl. der mit H_2SO_4 absorb. Anteile) %	22	21,7	20	26	23	9	99
Olefine (durch H_2SO_4 absorb.) %	8	6	2	5	6	3	bei 0° 9,5²)
Verbrennungswärme WE	11290	11190	11180	11230	11190	11200	10130
Heizwert WE	10510	10420	10410	10470	10440	10400	9670
Wasser	—	Spuren	—	—	Spuren	—	Spuren
Asche		0,00	0,00				0,00

Über die angewandten Analysenmethoden vgl. Holde 1924 (90).

1) 100 Centipoise = 1 Poise = 1 cm⁻ · g · sec⁻¹.

2) Es wird sich in diesem Falle zum weitaus größten Teil um Toluol und Xylol handeln.

[1] Einen großen Teil der hier und an anderen Stellen angeführten Analysen führten in dem unter der Leitung des Herrn Dr. Lucas stehenden Analytischen Laboratorium des Werkes Oppau die Herren Dr. Grassner, Dr. Merten und Dr. Weiß aus.

[2] Die Erscheinung des „Klopfens", besonders bei hochverdichtenden Motoren, ist wohl so allgemein bekannt, daß wir an dieser Stelle nicht näher darauf einzugehen brauchen.

[3] Das in Amerika als Antiklopfmittel benutzte Bleitetraäthyl, über dessen Untersuchung in volkshygienischer Hinsicht in Amerika bereits viel gearbeitet worden ist und noch wird, berücksichtigten wir bei den vorliegenden Untersuchungen nicht.

Benzol. Außer den Benzinen zogen wir noch Benzol (mit G bezeichnet) zu vergleichenden Untersuchungen, insbesondere in dem toxikologischen Teil, heran.

Die vorstehenden Daten der Brennstoffe zeigen hinsichtlich des Gehaltes an Kohlenstoff und Wasserstoff eine weitgehende Übereinstimmung bis auf Benzin F, das einen geringeren Gehalt an aromatischen Bestandteilen besitzt. Aus den Siedekurven (Abb. 1) geht hervor,

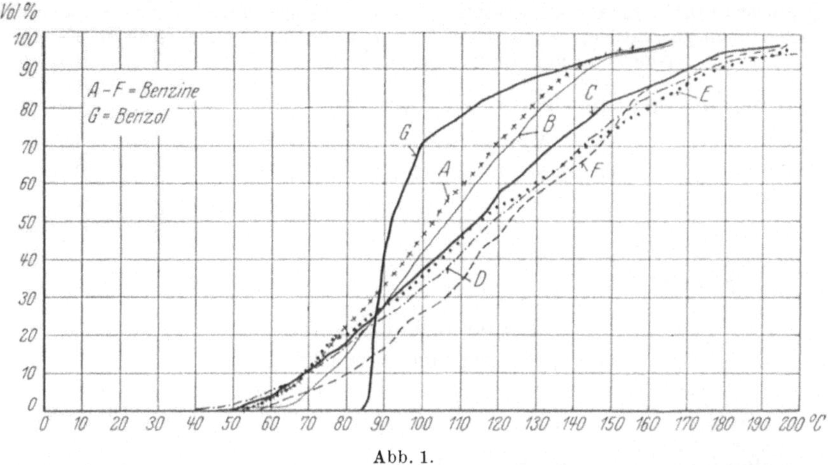

Abb. 1.

daß Benzin A und B die niedrigst siedenden Brennstoffe sind. Es folgen C und D, sowie E und F.

Hinsichtlich des Gehaltes an Stickstoff und Schwefel (außer bei G) treten merkliche Unterschiede nicht hervor. Heizwert und Verbrennungswärme zeigen bei allen Brennstoffen annähernde Übereinstimmung.

5. Schmieröle.

Als Schmiermittel diente ein handelsübliches Automobilmotorenöl, und zwar in der kälteren Jahreszeit ein solches von anderen Eigenschaften als in der wärmeren Jahreszeit.

Schmieröl S 1 (leicht flüssig) „Winteröl", S 2 (schwer flüssig) „Sommeröl".

	Winteröl S 1	Sommeröl S 2
Flammpunkt °C. . . .	200	233
Stockpunkt °C.	— 4	— 16
Spez. Gew. bei 15°. . .	0,926	0,909
Viskosität bei 50° . . .	8,37 E°	10,58 E°
Säurezahl	0,082	0,00
Kieselsäure	Spuren	0,00
Asche.	„	0,00
Eisen	„	
Leicht flüchtige Anteile % bis 200°	0,00	Spuren

B. Chemische Untersuchungen an Auspuffgasen.

Versuchsprogramm, Versuchsprinzip, Schaubild zum Versuchsgang, Analysenapparaturen, Versuchsgang, Versuchsprotokoll, tabellarische Übersicht und Besprechung der Gesamtergebnisse: Bei gleichen Motorbedingungen verbrennen sämtliche Brennstoffe gleichartig. Je höher die Belastung des Motors, desto vollständiger die Verbrennung. Bei Leerlauf neben CO, CH_4 und H_2 etwa 0,4% Kohlenwasserstoffe in den Abgasen. Bei Vollast neben sehr wenig CO, CH_4 und H_2 nur etwa 0,1% Kohlenwasserstoffe, außerdem sehr geringe Mengen Stickoxyde. Schwerflüchtige Anteile, ungesättigte Verbindungen, Alkohole, Azeton, Phenole, Aldehyde und Säuren unter beiden Bedingungen.

Unseren Versuchen legten wir folgenden Versuchsplan zugrunde:

Versuche bei Leerlauf
bei Verwendung von Brennstoff A
„ A_Z[1]
„ D
„ E
„ F_Z[1]
„ G[2]

Versuche bei Vollast
bei Verwendung von Brennstoff A[3]
„ D
„ F
„ G

Außerdem wurde noch ein Versuch angestellt, bei welchem die normale Vergaserdüse 70 gegen eine 85 ausgetauscht, also mit Brennstoffüberschuß (fettes Gemisch) gearbeitet wurde. Hierbei wurde Brennstoff D benutzt.

1. Untersuchungsmethode.

Das Prinzip ist kurz folgendes: Die Abgase werden fraktioniert — kondensiert und die einzelnen Kondensate nach dem Stockschen Hochvakuumverfahren[4], die nicht kondensierbaren Bestandteile mit Hilfe der üblichen Methoden analysiert.

Die Überlegenheit dieser Methode gegenüber der üblichen direkten Gasanalyse besteht nicht nur in der Fraktionierung der in den Auspuffgasen enthaltenen Stoffe, sondern vor allen Dingen in der außerordentlich starken Anreicherung der Komponenten, die in den Auspuff-

[1] Wir begnügten uns hierbei, nur die Abgase des leichtest flüchtigen und des schwerst flüchtigen Benzins der Untersuchungsreihe mit einem Antiklopfmittelzusatz zu untersuchen.

[2] Da Benzol keine Tendenz zum Klopfen hat, hätten Zusätze von $Fe(CO)_5$ zu Benzol für die Praxis keinen Sinn.

[3] Hier erübrigten sich Versuche mit Zusatzmitteln, da zwischen der Wirkung des Zusatzes bei Leerlauf und Vollast grundsätzlich keine Unterschiede bestehen und die spezifische Wirkung auf die Abgaszusammensetzung besser bei Leerlauf als bei Vollast, wo nur realitv wenig unverbrannte Anteile in den Abgasen enthalten sind, untersucht wird.

[4] Stock 1914, 1917, 1918 (210); siehe auch unsere Ausführungen auf S. 11ff.

Laufende Gasanalysen
CO_2
O_2, CO, H_2, CH_4, N_2 (CO_2)
H_2, N_2 (O_2, CO, CH_4)
100 % Abgase
0,5 %
+15°
-80°
-185°
Kühler
Kühler
Kühler
-185°
-196°
Aktive Kieselsäure
Aktive Kieselsäure
Kondensationsgefäße
Zur Analyse
Wasser organ. Substanz $Fe(CO)_5$ HCN
Mitgerissenes Kondensat
-80°
-185°
Gasometer
Zur Gasanalyse
O_2 CO H_2 CH_4 N_2 (CO_2)
H_2, N_2
(O_2) (CO) (CH_4)
Fraktionierung im Hochvakuum
Fraktionen: -40° -80° -115° -150° -185°
Zur Analyse
Wasser organ. Substanz $Fe(CO)_5$ HCN
in KOH dest.
Kohlenwasserstoffe
in KOH dest.
Kohlenwasserstoffe
in KOH vergasen lassen
mit KOH behandelt
CO_2 (N_2O_3)
CO_2 (mitgerissen)
Mol. Gew.
nicht abs.
nicht abs.
N_2O_3
N_2O_3
abs. m. $FeSO_4$
abs. m. $FeSO_4$
NO
NO
abs. m. Alkohol
N_2O kWst.
kWst.
kWst.
Molekular-Gew.
Absol. Gew.
Molekular-Gew.
Abol. Gew.
Mol. Gew. abs. mit Brom
Mol. Gew. abs. mit Brom
Zur weiteren Analyse auf:
N
C,H
N
C,H
CO_2,N
C,H
N
C,H
Σ N-Verbindungen
Σ C-Verbindungen
Gesamt-CO_2

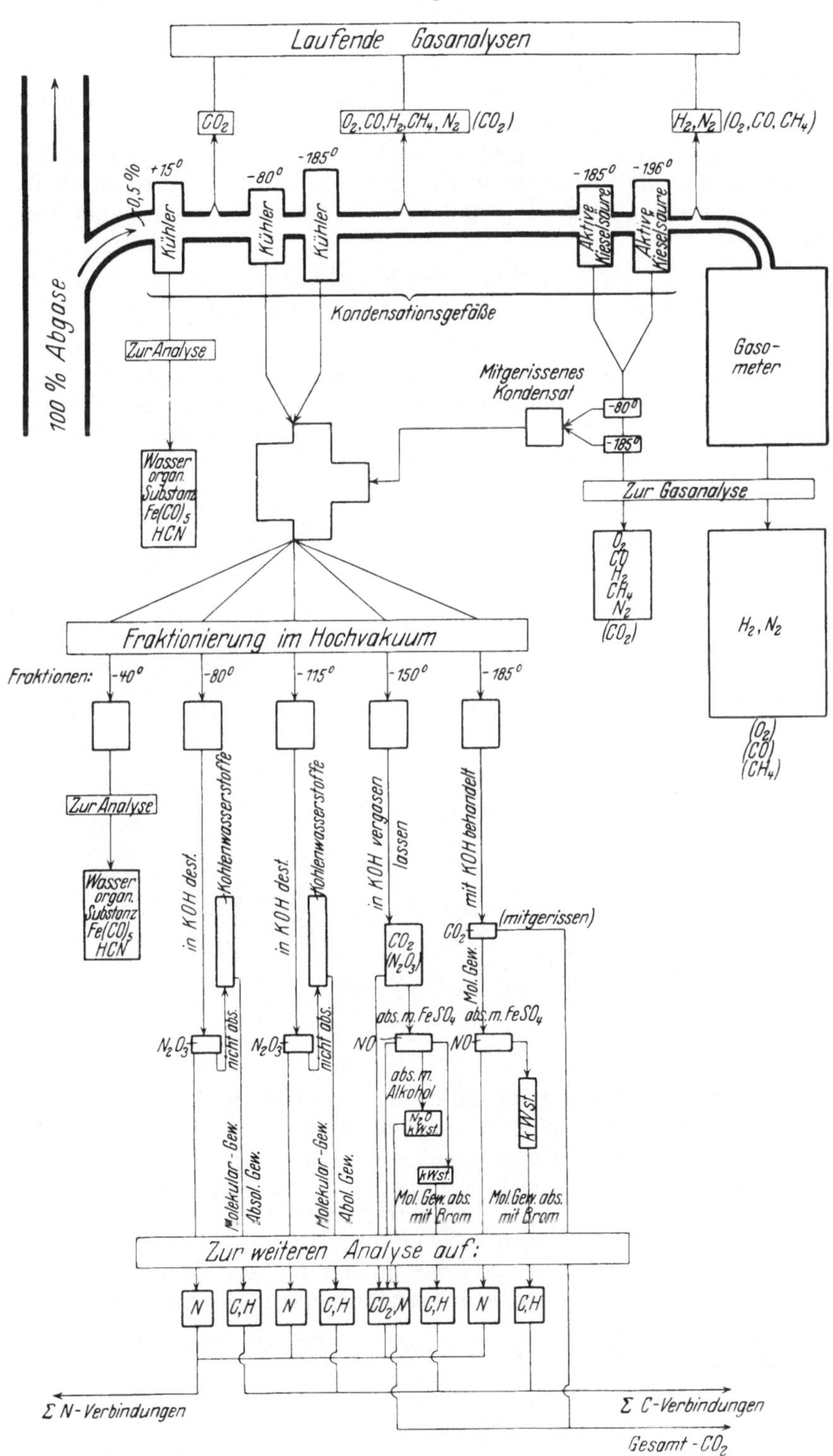

Abb. 2.

gasen selbst nur in Spuren enthalten sind, bei der Kondensation aber in makroskopisch faßbaren Mengen flüssig bzw. gasförmig gewonnen werden und weiter darin, daß mit Hilfe des Vakuumverfahrens diese Kondensate sehr exakt zu analysieren sind.

Das Schaubild auf S. 9 gibt einen Überblick über unsere chemische Untersuchung und erübrigt wohl eine besondere Beschreibung. In diesem Schaubild sind die Ergebnisse der Untersuchungen zum Teil verwertet.

2. Analysenapparaturen.

a) Apparatur zur Probeentnahme (vgl. Abb. 3).

An die Auspuffleitung *a* des Motors war ein Stuzen angtesetzt, der in ein dünnes Eisenrohr *b* auslief. Das Eisenrohr ragte in den Oberteil eines von Leitungswasser durchflossenen Schlangenkühlers *c* hinein (Abschluß mit Gummistopfen). Von dort gelangten die von der Hauptmenge Wasser usw. befreiten Abgase in eine Saugflasche *d* und weiter

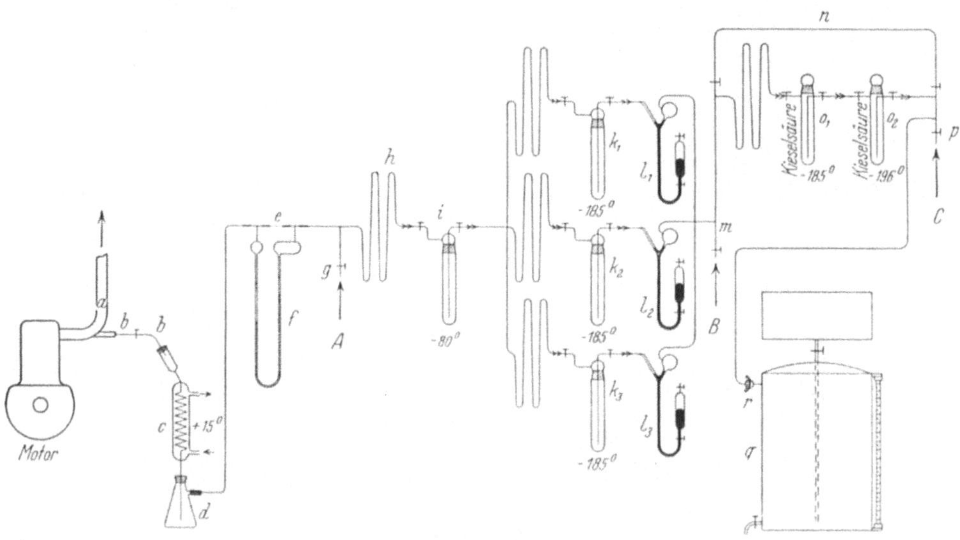

Abb. 3.

zur Messung der Strömungsgeschwindigkeit über die Kapillare *e*, die die mit dem Ölmanometer *f* [1] in Verbindung stand, in die übrige Apparatur. Die Kapillare war vorher mit einem Gasgemisch, bestehend aus 10% CO_2 und 90% N_2 geeicht worden. An dem hinter *f* befindlichen Hahn *g* bei *A* konnten Gasproben vermittels eines Orsatapparates zur CO_2-Bestimmung entnommen werden.

Eine Glasrohrfeder *h* verband diesen Teil der Apparatur mit einem auf —80° (Kohlensäureschnee in Azeton) gekühlten Kondensations-

[1] Vgl. z. B. Ostwald-Luther: Physiko-chemische Messungen. S. 182. Leipzig 1925.

gefäß i. Hierauf folgten drei[1] auf —185° (flüssige Luft) gekühlte gleichartige Kondensationsgefäße k_1, k_2, k_3. Es schlossen sich V-förmige Druckregler l_1, l_2, l_3 an, in welchen die Höhe des als Blasenzähler dienenden Quecksilbers geändert werden konnte; sie dienten zur Kontrolle dafür, daß die drei Kondensationsgefäße annähernd gleichmäßig von Gas durchspült wurden. Am Hahn m konnten bei B mit Hilfe von Bunte-Büretten Gasproben zur Analyse entnommen werden (Kontrolle der Vollständigkeit der CO_2-Kondensation). Die die Blasenzähler verlassenden Gase konnten nun einerseits (vor Versuchsbeginn zum Durchspülen der Apparatur) auf dem durch zwei Hähne abgeschlossenen Wege n direkt zum Gasometer geleitet werden, andererseits durch zwei mit engporiger Kieselsäure beschickte Kondensationsgefäße o_1, o_2 strömen, die vorher im Vakuum vollständig entlüftet worden waren. Das erste dieser Gefäße wurde auf —185° (flüssige Luft), das andere auf —196° (flüssiger Stickstoff) gekühlt. Zur besseren Wärmeübertragung war zwischen die Kieselsäure Silberwolle geschichtet. Am Hahn p bei C konnten, ebenfalls wie bei B, Gasproben zur Analyse entnommen werden (Kontrolle der Vollständigkeit der O_2, CO und CH_4-Adsorption in den Kieselsäuregefäßen). Zur Aufnahme der restlichen Gase, die auch durch die Kieselsäuregefäße hindurchgegangen waren, diente der geeichte Wassergasometer q. Am Hahn r konnten später Gasproben aus dem Gasometer zur Analyse entnommen werden. Alle Verbindungen der einzelnen Gefäße miteinander waren mittels sorgfältig gefetteter Normalschliffe (durch Spiralfedern aneinander gepreßt) hergestellt.

b) Apparatur zur Fraktionierung der Kondensate[2].

Zur Zerlegung der gewonnenen Kondensate bedienten wir uns einer Hochvakuumapparatur (vgl. Abb. 4 u. 5) und der von Stock[3] angegebenen Vakuumarbeitsweise.

Die Apparatur, die aus der schematischen Abb. 4 wohl ohne weiteres verständlich ist, bestand im wesentlichen aus einem System von fünf hintereinander geschalteten Kondensationsgefäßen a, b, c, d, e, von denen jedes beliebig mit jedem anderen oder mit einem der am rechten

[1] Wir wählten drei parallel geschaltete Gefäße, um die Durchströmungsgeschwindigkeit an dieser Stelle zu verringern und möglichst wenig CO_2 vom Gasstrom durch die Kondensationsgefäße mitzureißen.

[2] Physikalische Methoden sind schon früher zur Trennung von Kohlenwasserstoffgemischen empfohlen worden. In der Literatur finden sich Arbeiten von Lebeau, Damiens 1913 (123), Burrell, Seibert 1914 (18), Shepherd, Porter 1923 (193), sowie von Frey, Yant 1927 (55) über diesen Gegenstand. Die Arbeitsweise ist fast stets folgende: das Gemisch der Kohlenwasserstoffkondensate (meist C_2... bis C_4...) wird auf eine bestimmte Temperatur gebracht, bei welcher die Substanzen mit geringster C-Atomzahl bereits einen geringen Dampfdruck besitzen, die schwerer flüchtigen mit der nächst höheren Atomanzahl jedoch praktisch tensionslos sind. Mit einer Töplerpumpe werden die flüchtigen Komponenten abgepumpt. Bei einer etwas höheren Temperatur wird der Vorgang zur Gewinnung der folgenden Fraktion wiederholt.

[3] Stock 1914, 1917, 1918 (210).

Ende der Apparatur befindlichen Pumpenaggregate, einer „Vorvakuumpumpe“ (Ölpumpe), einer „Hochvakuumpumpe“ (Quecksilberdampfstrahlpumpe) und einer „Töpler-Stock-Pumpe“ zum Abpumpen und Auffangen von Gasen, sowie mit einer Schwebewaage[1] *f* zur Identifizierung der Kondensate durch Gasdichtebestimmung verbunden

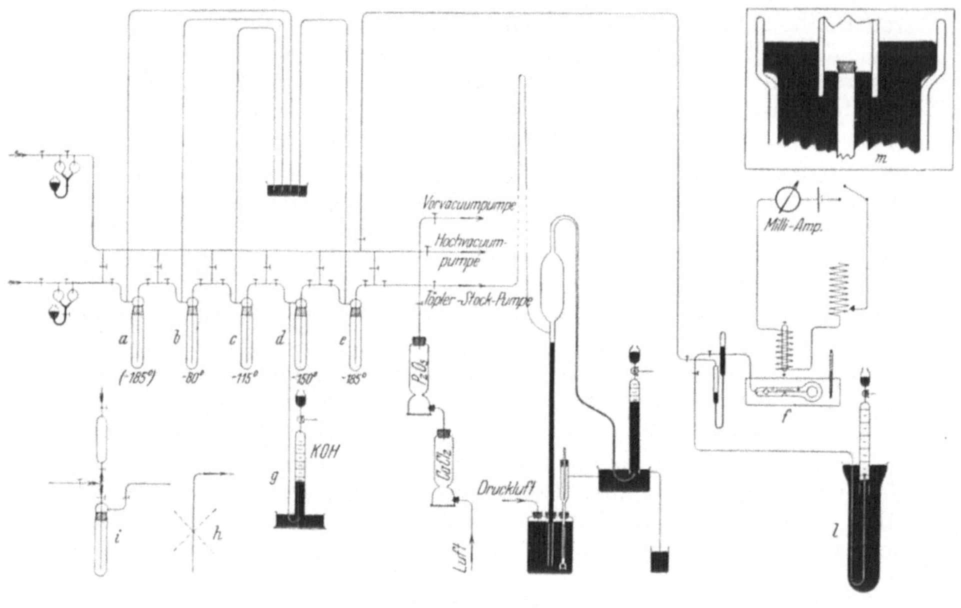

Abb. 4.

werden konnte. Alle Glasrohrverbindungen innerhalb der Apparatur waren unter Zwischenschaltung von Hähnen miteinander verblasen. Jedes Kondensationsgefäß war mit einem Quecksilbermanometer versehen. Die Gefäße *g*, *h* und *i* stellen besondere Apparate für die Verarbeitung der einzelnen Fraktionen (vgl. S. 9) dar.

c) Apparatur zur Untersuchung der in den Kieselsäuregefäßen adsorbierten Gase.

Die Apparatur (vgl. Abb. 6) stellt wiederum eine spezielle Form einer vereinfachten Stockschen Hochvakuumapparatur dar.

Sie bestand im wesentlichen aus den Kondensationsgefäßen *a*, *b* (auf —80° bzw. —185° gekühlt), die mit einer Ölpumpe, einer Töpler-Stock-

[1] Vgl. Stock, Ritter 1926 (211); die Schwebewaage gestattet, Gasdichten nach dem Auftriebsprinzip zu bestimmen. Der Vorteil der Identifizierung der einzelnen Fraktionen mit der Schwebewaage liegt darin, daß die zu untersuchende Substanz für eine spätere chemische Analyse erhalten bleibt, und daß Gasmengen von 2—3 ccm schon für eine Molekulargewichtsbestimmung von ausreichender Genauigkeit genügen.

Abb. 5.

Vakuum-Ölpumpe
Töpler-Stock-Pumpe
e
f
Kieselsäure
Kieselsäure
- 196°
- 185°
c
d
a
b
-80°
185°
g

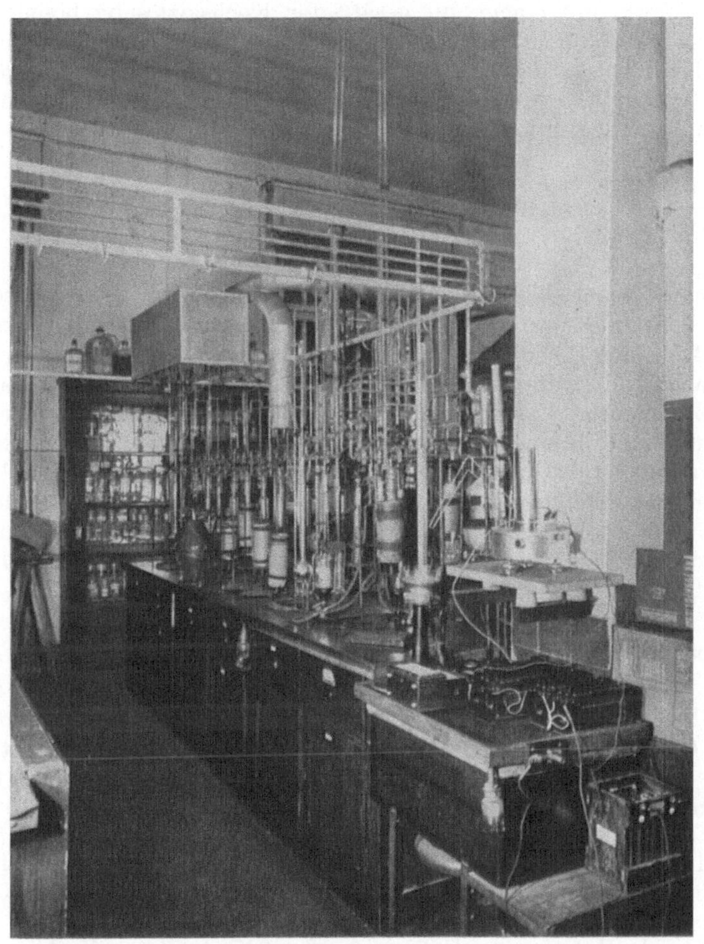

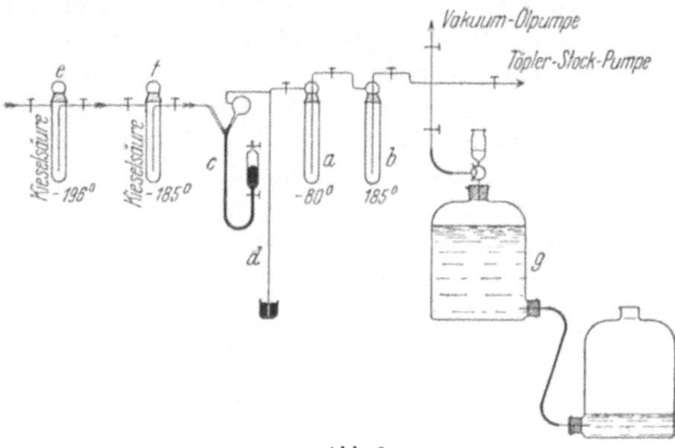

Abb. 6.

Pumpe, sowie mit einem mit gesättigter Kochsalzlösung beschickten Gasometer *g* und dem Blasenzähler *c* mit dem Quecksilbermanometer *d* in Verbindung standen. An *c* konnten die beiden Kieselsäuregefäße *f* und *e* (vgl. in Abb. 3 o_1 und o_2) zur Verarbeitung ihres Inhaltes vermittels Normalschliffen angesetzt werden.

3. Versuchsgang.

a) Inbetriebnahme des Motors.

Jeder Versuch begann erst, nachdem konstante Verhältnisse im Motor vorhanden waren, was meist nach etwa zwei Stunden erreicht war. Die Motorbedingungen (vgl. S. 5) wurden nunmehr dauernd überwacht und während der Versuchszeit möglichst konstant gehalten. Der Brennstoffverbrauch wurde gemessen. Kühlwassertemperatur, Drehzahl und Bremsbelastung wurden alle 15 Minuten abgelesen. Ebenso wurde das einwandfreie Zünden der Zündkerzen kontrolliert. Stellten sich irgendwelche Unregelmäßigkeiten am Gang des Motors heraus (schon an stärkeren Schwankungen im CO_2-Gehalt der Abgasanalysen bei *A* [vgl. Abb. 3] zu erkennen), so wurde der Versuch abgebrochen und nach Beseitigung der Störung wiederholt.

b) Inbetriebsetzen der Apparatur zur Probeentnahme (vgl. Abb. 3).

Vor Versuchsbeginn wurde die Apparatur mit den Abgasen 15 Minuten lang ausgespült, dabei waren schon der Kühler $+15°$ und das $-80°$-Gefäß gekühlt, damit die dahinterliegenden Kondensationsgefäße nicht durch mitgerissenes Wasser, Brennstoff usw. verstopft wurden. Die vom Gasometer *q* angesaugten Abgase durchströmten dann die gesamte Apparatur mit Ausnahme der Kieselsäuregefäße (über die Leitung *n* abgezweigt) mit einer Geschwindigkeit von etwa 0,4 l/min (am Strömungsmanometer *f* kontrolliert). Dann wurden alle Hähne geschlossen und das im Gasometer *q* angesammelte Spülgas auf dem Wege durch Hahn *r* ins Freie gedrückt. Nach dieser Vorbereitung wurden die Kondensationsgefäße auf die entsprechenden Temperaturen gekühlt und vorsichtig ein Hahn nach dem anderen, von Gefäß *i* aus, der Reihe nach geöffnet, bis die ganze Apparatur bis zu den Kieselsäuregefäßen hin mit Abgas von Atmosphärendruck gefüllt war. Dann wurden vorsichtig auch die Hähne der Kieselsäuregefäße geöffnet (Zweigleitung *n* abgeschlossen) und auch diese bis Atmosphärendruck gefüllt, was bei der großen Menge der adsorbiert werdenden Gase etwa 20—30 Minuten in Anspruch nahm. Nach Absättigung der Kieselsäure wurde der die Gefäße vom Gasometer trennende Hahn geöffnet und die durchgehenden Gase im Gasometer *q* aufgefangen. Bei Schluß der dreistündigen Probeentnahme war etwa 60—65 l Gas im Gasometer und so unter Berücksichtigung der Kondensate, auch des Wassers, als Gase umgerechnet, insgesamt 90—100 l Abgas zur Untersuchung abgenommen worden.

c) Die fortlaufenden Analysen.

Nachdem die Kondensationsgefäße mit Abgas gefüllt worden waren, wurden laufend Gasproben an den Stellen *A*, *B* und *C* der Apparatur entnommen. In den Proben bei *A* wurde mittels eines Orsatapparates nur CO_2 bestimmt (zweimal 100 ccm zum Ausspülen verwendet).

Je 100 ccm der Proben *B* wurden mittels Bunte-Büretten[1] (einmal 100 ccm zum Ausspülen verwendet) auf O_2, CO, H_2, CH_4 und N_2 analysiert.

Die Proben bei *C* wurden entsprechend denen bei *B* abgenommen und analysiert.

Die Analysen wurden alle 15 Minuten abgenommen.

d) Die Verarbeitung der Kondensate, Analyse.

Nach Beendigung des Versuches wurden die Hähne an allen Gefäßen geschlossen und die Apparatur auseinandergenommen, was sich vermittels der Normalschliffe und der die einzelnen Kondensationsgefäße verbindenden Glasrohrfedern leicht bewerkstelligen ließ. Die einzelnen Kondensationsgefäße blieben weiter bis zur Aufarbeitung der Kondensate gekühlt.

Die Kondensate von + 15° bis — 185°.
(Vgl. Schaubild Abb. 2.)

Das + 15°-Kondensat wurde folgendermaßen untersucht:

Wasser wurde quantitativ bestimmt. Bestimmung des Wassergehaltes durch Destillation der Probe mit Xylol.

Auf organische Substanzen wurde qualitativ geprüft.

Auf ungesättigte Verbindungen: Nachweis durch Addition von Brom (in wässeriger Lösung) und durch Entfärbung von alkalischer Kaliumpermanganat-Lösung (nach Bayer).

Auf Aldehyde: Nachweis durch Entfärbung von fuchsinschwefliger Säure. (Die Reaktion erfolgt bei allen Aldehyden mit Ausnahme einzelner Phenolaldehyde, Glyoxal, Sulfaldehyde, Dextrose und Lävulose.)

Auf Alkohole, Azeton und andere Ketone: Nachweis mittels der Jodoformprobe nach Lieben, Serullas. Die Reaktion wurde so ausgeführt, daß zu der alkalischen (Kalilauge) Lösung bis zur schwachen Gelbfärbung Jod-Jodkali-Lösung gegeben und dann auf 50—60° erwärmt wurde. Je nach Menge der jodoformgebenden Substanz scheidet sich das Jodoform in Kriställchen allmählich ab oder macht sich durch seinen charakteristischen Geruch bemerkbar. Die Jodoformprobe wird von fast allen Körpern mit den Gruppen CH_3CO oder CH_3HCOH gegeben. Ist Aldehyd vorhanden, so muß er vorher durch Oxydation mit Silberoxyd zerstört werden.

Auf Phenole: Zum Nachweis derselben wurde die Schichtprobe mit Formaldehyd-Schwefelsäure (1% Formaldehyd) verwandt. Bei Gegenwart von Phenolen entsteht ein roter Ring an der Berührungsfläche beider Flüssigkeiten (bei Gegenwart höherer aromatischer Kohlenwasserstoffe oder höherer Olefine entsteht ein brauner Ring, in diesem Falle wurden dann die Phenole mit dem Reagens von Folin-Denis nachgewiesen).

---

[1] Die Bunte-Büretten zur Probeentnahme bei B und C waren der Einfachheit halber mit angesäuertem Wasser gefüllt, was die geforderte Genauigkeit der laufenden gasanalytischen Kontrolle nicht beeinträchtigte, zumal da kein CO_2 mehr in den Gasproben vorhanden war.

Auf Säure: Titration mit n/50 Natronlauge (unter Anwendung von Phenolphthaleïn als Indikator). Diejenige Menge ccm n/50 NaOH wird als „Säurezahl" angegeben, welche 1 ccm der Lösung zur Neutralisation verbraucht.

Auf Eisenkarbonyl wurde qualitativ geprüft: Zu der alkoholischen Lösung wurde Wasserstoffsuperoxyd und Ammoniak gegeben und längere Zeit stehengelassen. Bei Anwesenheit von Eisenkarbonyl scheidet sich Eisenhydroxyd ab, welches nach Lösen in Salzsäure mit Kaliumrhodanid nachgewiesen wurde.

Auf Eisen wurde qualitativ in salzsaurer Lösung mit Kaliumrhodanid geprüft.

Auf Eisen neben Eisenkarbonyl wurde folgendermaßen qualitativ geprüft: Nachweis von Eisen in zwei Proben der Substanz, wobei in der einen Probe das $Fe(CO)_5$ durch Perhydrol zerstört wurde. Enthält die Substanz $Fe(CO)_5$, so zeigt die mit Perhydrol oxydierte Probe eine intensivere Rotfärbung mit Kaliumrhodanid.

Auf Zyanwasserstoff wurde qualitativ geprüft. Nachweis durch Erhitzen der alkalischen Probe mit Eisen-2- und Eisen-3-Sulfat, Ansäuern mit Salzsäure (Berliner-Blau Reaktion).

Vereinigung der Kondensate —80° und —185° in der Vakuumapparatur. Das Gefäß mit dem —80°-Kondensat[1] wurde mittels eines Schliffverbindungsstückes an die linke Seite der in Abb. 4 dargestellten Vakuumapparatur angesetzt und, noch gekühlt, nach Öffnen des verbindenden Hahnes evakuiert, wobei die abpumpbaren Gase durch das auf —185° gekühlte Kondensationsgefäß *a* hindurch zuerst mit der Ölpumpe, dann mit der Volmerpumpe abgesaugt wurden (Prüfen auf Vollständigkeit des erzielten Vakuums mit der Töpler-Stock-Pumpe). Im Gefäß *a* wurden dabei etwa aus dem —80°-Gefäß beim Evakuieren mitgerissene Kondensate zurückgehalten. Nach erfolgtem Evakuieren wurde das —80°-Gefäß langsam bis auf Zimmertemperatur erwärmt, wobei sein gesamter Inhalt in das mit flüssiger Luft gekühlte Gefäß *a* hinüberdestillierte und dort kondensiert zurückblieb. Anschließend wurde mit den drei Kondensationsgefäßen —185° nacheinander genau ebenso verfahren und ihr Inhalt zu dem bereits in *a* befindlichen Kondensat hinzudestilliert.

Mitunter (bei Versuchen mit Vollast, besonders infolge der Einwirkung der entstandenen Stickoxyde auf die organische Substanz) blieben Spuren nichtflüchtiger Rückstände in den Kondensationsgefäßen —185° zurück, die qualitativ auf organische Substanzen (vgl. S. 15), Eisencarbonyl, Eisen (vgl. S. 16) und Stickstoff (vgl. S. 19) untersucht wurden.

Zerlegung der vereinigten Kondensate —80° und —185° im Hochvakuum. Die vereinigten Kondensate wurden nun im Hochvakuum einer fraktionierten Kondensation[2] und Destillation unterworfen. Das Kühlbad des Gefäßes *a* wurde durch ein —140°-Bad er-

[1] Das —80°-Gefäß war aus experimentellen Gründen vorgeschaltet worden, um ein Verstopfen des —185°-Gefäßes durch kondensiertes Wasser und andere leicht kondensierbare Stoffe zu vermeiden.

[2] Wir verwendeten an Stelle der langwierigen fraktionierten Destillation (vgl. S. 11, Anm. 2), die nur eine relativ unvollständige Trennung der Kohlenwasserstoffe erreicht, die fraktionierte Kondensation, verbunden mit Destillation, indem wir die Gemische langsam vergasten und im Vakuum durch die gekühlten Kondensationsgefäße leiteten. So trat rasch eine quantitative Zerlegung der Gemische ein.

setzt, welches im Laufe von zwei bis drei Stunden von —140° auf —40° erwärmt wurde, was durch Einblasen von getrocknetem Stickstoff durch das Kältebad erreicht wurde. Als Vorlagen[1] dienten der Reihe nach —80° (Kohlensäureschnee in Azeton), —115° (mit flüssigem Stickstoff auf —115° gekühltes Alkohol-Äther-Gemisch[2]), —150° (Pentan, ebenso vorgekühlt) und —185° (flüssige Luft) oder auch —196° (flüssiger Stickstoff). Nach Beendigung der Fraktionierung wurden die einzelnen Gefäße abgeschlossen und die Fraktionen getrennt weiter untersucht.

Fraktion —40°[3]. Der Unterteil des Gefäßes *a* (Abb. 4) wurde nach Einlassen von Luft in den betreffenden Teil der Apparatur abgenommen und sein Inhalt direkt in gleicher Weise wie das Kondensat +15° (vgl. S. 15, 16) analysiert auf Wasser, organische Substanzen, Eisencarbonyl, Eisen und Zyanwasserstoff.

Fraktion —80°. Das vorher evakuierte und gewogene Gefäß *i* wurde an die Vakuumapparatur mittels Schliff angesetzt und nach Evakuieren der Zwischenleitung mit dem Gefäß *b* durch Öffnen der betreffenden Hähne verbunden. Das Gefäß *i* wurde nun gekühlt und dann die gesamte —80°-Fraktion nach *i* destilliert. Nach Schließen der Hähne wurde das Gefäß *i* abgenommen und wieder gewogen. Die Differenz ergab das Gesamtgewicht der Fraktion —80°. Jetzt wurde vermittels einer aufgesetzten kleinen Bürette im Vakuum entlüftete Kalilauge[4] in das Gefäß laufen gelassen. Dabei wurden die Stickoxyde absorbiert, diese hatten sich immer schon vorher an der teilweise blauen Färbung des Kondensates im —80°-Gefäß oder an der Bildung von braunen Dämpfen, wenn das Kondensat auf Zimmertemperatur erwärmt wurde, bemerkbar gemacht. Das Gefäß *i* wurde dann wieder an die Vakuumapparatur angesetzt und der nicht absorbierte Gasrest in das Gefäß *b* zurückdestilliert. Ein auf —40° gekühltes Gefäß zum Zurückhalten des aus der Lauge mitdestillierenden Wassers wurde vorgeschaltet. Von *b* aus wurden die Restgase zur Molekulargewichtsbestimmung in die Schwebewaage destilliert. Die Lauge aus dem Gefäß *i* wurde auf

---

[1] Die Temperaturen der Vorlagen sind so gewählt, daß bei der eintretenden fraktionierten Kondensation eine gute Trennung der einzelnen Kohlenwasserstoffe usw. ermöglicht wird. Bei Gemischen, die nur aus Kohlenwasserstoffen bestehen, wählt man dafür Temperaturen von —80°, —125°, —150° und —185°. Hierdurch wird eine Zerlegung des zu fraktionierenden Kohlenwasserstoffgemisches in Komponenten mit 5 und mehr, 4, 3 und 2 C-Atomen im Molekül erreicht. Mit Rücksicht auf die bei unseren Kondensaten außerdem vorhandenen Stickoxyden und auf die Kohlensäure wählten wir etwas andere Temperaturen. Im —80°-Gefäß blieb dann N_2O_4, im —115°-Gefäß N_2O_3, im —150°-Gefäß CO_2 und N_2O und im —185°-Gefäß NO neben den betreffenden Kohlenwasserstoffen zurück.

[2] Mittasch u. Kuss: Chemiker-Ztg **1926**, 125.

[3] Mit Fraktionen bezeichnen wir hier und später die Anteile, aus denen sich die bei dem Versuchsgang gewonnenen Kondensate zusammensetzen.

[4] Hierdurch können organische Verbindungen der Beobachtung nicht entzogen werden, da außer den nicht mit Lauge reagierenden Verbindungen hier andere organische Verbindungen nicht in Frage kommen. Eine Lösung von Substanzen in der Lauge kommt deshalb nicht in Frage, weil im Vakuum gearbeitet wird.

Gesamtstickstoff und Eisen (aus Eisencarbonyl) untersucht, dabei wurde der Gesamtstickstoff nach Kjeldahl bestimmt mit der Abänderung, daß bei der Destillation Dewardasche Legierung zugegeben wurde, um evtl. vorhandenes Nitrat oder Nitrit zu reduzieren.

Von der Schwebewaage aus wurden die Restgase in eine kleine gewogene Kapillare *h*, die in gleicher Weise wie vorher das Gefäß *i* an die Vakuumapparatur angesetzt worden war, destilliert. Die Kapillare wurde dann mitsamt dem Kondensat an der punktierten Linie abgeschmolzen, gewogen und anschließend die Substanz zur Identifizierung einer Mikroelementaranalyse unterworfen.

Waren von vornherein keine Stickoxyde zu beobachten (Färbung des Kondensates), so konnte, wie uns die Versuche mehrfach bewiesen, die Vorbehandlung mit Kalilauge fortfallen.

Fraktion —115°. Diese wurde genau wie die Fraktion —80° untersucht.

Fraktion —150°. Das im Gefäß *d* befindliche Kondensat wurde langsam erwärmt, so daß das entwickelte Gas in stetigem Strom durch das Gasableitungsrohr in eine mit Quecksilber gefüllte Gasbürette strömte. Das Quecksilber in der Bürette war mit 100—150 ccm 50%iger Kalilauge[1] überschichtet, um die im Kondensat (etwa 10 l Gas) enthaltene Kohlensäure zu absorbieren. Der schließlich in *d* verbleibende Gasrest wurde mittels der Töpler-Stock-Pumpe noch in die Bürette hineingepumpt. In der Kalilauge, in welcher die gesamte Kohlensäure, sowie etwa noch vorhandenes N_2O_3 absorbiert waren, wurden quantitativ Kohlensäure und Stickstoff, sowie gegebenenfalls Fe bestimmt: Kohlensäure in der üblichen Weise durch Zersetzen mit verdünnter Schwefelsäure, Stickstoff und Eisen wie früher beschrieben.

Der nicht absorbierte Gasrest, der die Kohlenwasserstoffe und evtl. auch N_2O und NO enthielt, wurde, nachdem sein Volumen abgelesen worden war, in der Schwebewaage einer Molekulargewichtsbestimmung unterzogen[2]. Anschließend, nachdem das Gas wieder in ein Meßrohr übergeführt worden war (Abpumpen mit der Töpler-Stock-Pumpe), wurde kalt gesättigte Eisen-2-Sulfat-($FeSO_4$)-Lösung zur Absorption von NO zugegeben, und falls NO anwesend war (Braunfärbung), wurde es in der von Schlösing und Grandeau angegebenen Apparatur

---

[1] Die hier nur in Frage kommenden leicht flüchtigen Kohlenwasserstoffe besitzen eine so geringe Löslichkeit in konzentrierter Kalilauge, daß hierdurch etwa auftretende Verluste vernachlässigt werden können.

[2] Umfüllen der Probe über Quecksilber in ein trockenes Meßrohr und Überführen in die Schwebewaage von *l* her; *l* stellt einen mit Quecksilber gefüllten Zylinder dar, in dessem Inneren sich ein mit der Schwebewaage verbundenes U-förmiges Glasrohr befindet, das mit einem aus porösem Porzellan gefertigten Plättchen verschlossen ist, welches nicht für Quecksilber, aber wohl für Gas durchlässig ist. Das Überführen von Gas aus der Bürette in die Schwebewaage geschieht dann einfach durch Einsetzen der Bürette in die Wanne *l* und Herabdrücken derselben, bis das poröse Plättchen in den Gasinhalt hineinragt. Diese Vorrichtung (siehe Abb. 4) empfiehlt sich überall dort, wo Gase über Quecksilber aus einseitig offenen Gefäßen in evakuierte Apparate übergeführt werden sollen. *m* ist die Vorrichtung in vergrößertem Maßstab.

(siehe Treadwell: Lehrbuch der analyt. Chemie **2**, 387 [1921]) bestimmt.

Ein Teil des nicht in $FeSO_4$ absorbierten Gasrestes wurde mit absolutem Alkohol behandelt. Trat eine starke Volumenabnahme ein (Löslichkeit des N_2O in Alkohol = 3,0 bei 20° C), so konnte im allgemeinen qualitativ auf die Gegenwart von N_2O geschlossen werden. Für quantitative Zwecke reichte diese Bestimmung nicht aus, da auch Kohlenwasserstoffe in gewissem Maße in Alkohol löslich sind.

Zur quantitativen Bestimmung wurden daher Proben der alkoholischen Lösungen in Glaskapillaren eingeschmolzen und einer Mikroverbrennung nach Dumas unterworfen[1]. Falls kein N_2O vorhanden war, wurde ein anderer Teil des nicht in $FeSO_4$ absorbierten Gasrestes mit Brom auf ungesättigte Kohlenwasserstoffe geprüft. Die Gesamt-C-Atomanzahl (ungesättigte + gesättigte Kohlenwasserstoffe) wurde in einer dritten Gasprobe durch Verbrennen im Drehschmidtapparat über Kupferoxyd bestimmt. War N_2O vorhanden, so wurde das nach Absorption mit Alkohol (kein Überschuß) übrigggebliebene Gas nochmals in die Vakuumapparatur hineingenommen, zur Entfernung der Alkoholdämpfe auf —80° bis —100° ausgekühlt und wie oben analysiert.

Fraktion —185°. Der Inhalt des Gefäßes *e* wurde nach Vergasen (Erwärmen auf Zimmertemperatur) mit der Töpler-Stock-Pumpe in eine Gasbürette über Quecksilber abgepumpt und sein Volumen abgelesen. Nun wurde in die Bürette eine ganz geringe Menge Kalilauge gegeben, um die aus dem Gefäß *d* bei der Fraktionierung mitgerissene Kohlensäure zu absorbieren[2].

Der in der Kalilauge nicht absorbierte Gasrest wurde dann nach Überführung in ein sauberes Meßrohr und erneuter Volumenablesung in die Schwebewaage zur Molekulargewichtsbestimmung gebracht und von dort wieder in das Meßrohr gepumpt. Die Analyse sowohl des in Kalilauge absorbierten, als auch des nicht absorbierten Teiles wurde wie bei Fraktion —150° vorgenommen, nur daß die Prüfung auf N_2O mit Alkohol in Fortfall kam.

Die Kieselsäuregefäße (—185° und —196°). Die adsorbierten Gase in den Kieselsäuregefäßen. Die Kieselsäuregefäße wurden an die in Abb. 6 wiedergegebene Apparatur angesetzt. Die Apparatur wurde dann mittels der Ölpumpe und anschließend mit der Töpler-Stock-Pumpe völlig evakuiert; dann wurden die Gefäße *a* und *b* auf —80° und —185° gekühlt. Nachdem die Hähne der bisher dauernd gekühlten Kieselsäuregefäße nach der Apparatur hin geöffnet worden waren, wurde langsam das Kühlgefäß des —196°-Gefäßes gesenkt, so daß das so frei werdende Gas in stetigem Strome durch das noch gekühlte andere

[1] Der benutzte Alkohol wurde vorher auf seinen N-Gehalt analysiert und dieser bei der Berechnung der Ergebnisse berücksichtigt.

[2] Bei der großen Menge der im —150°-Gefäß bei der Fraktionierung zu kondensierenden Kohlensäure ist ein Mitreißen von Kondensatspuren niemals ganz zu vermeiden, besonders da sich die Kohlensäure nicht flüssig, sondern fest kondensiert und leicht als „Flugstaub" mitgerissen wird.

2*

Kieselsäuregefäß und den Blasenzähler *c* in die anderen Kondensationsgefäße *a* und *b* strömte. Im —80°- und im —185°-Gefäß blieben dabei die während der Probeentnahme aus den anderen Kondensationsgefäßen in die Kiselsäuregefäße etwa mitgerissenen Spuren von Kondensaten zurück. Sobald der Druck in der Apparatur auf Atmosphärendruck gekommen war (am Manometer *d* zu beobachten), wurde der Hahn zum Gasometer *g* geöffnet und die in Freiheit gesetzten Gase (etwa 6—8 l) hierin aufgefangen. Danach wurde das Kieselsäuregefäß —185° in gleicher Weise erwärmt und das hierbei freiwerdende Gas (etwa 4—6 l) in einem zweiten Gasometer[1] aufgefangen und schließlich der die gesamte Apparatur noch bei Atmosphärendruck füllende Gasinhalt mit Hilfe der Töpler-Stock-Pumpe ebenfalls in den letzten Gasometer übergeführt. Die dabei evakuierten Kieselsäuregefäße sind dann für den folgenden Versuch wieder gebrauchsfertig.

Aus den Gasometern wurde je eine Gasprobe zur Analyse entnommen: Prüfung auf CO_2 mit Barytlauge, weitere Analyse auf O_2, CO, CH_4, H_2 und N_2 in bekannter Weise. Im —80°-Kondensationsgefäß blieben oft nur Spuren (weniger als 0,5 ccm gasförmig) zurück, deren Dampfdruck zur Identifizierung herangezogen wurde.

Im —185°-Gefäß war stets Kondensat enthalten (meist 50—60 ccm gasförmig), das durch Behandlung mit Kalilauge, Molekulargewichtsbestimmung, Absorption mit Brom sowie Verbrennung identifziert wurde.

Mitunter wurden auch die eben besprochenen Kondensate mit den bei der Abgasprobeentnahme erhaltenen Kondensaten von —80° und —185° vereinigt; sie nahmen dann an der allgemeinen Fraktionierung der Kondensate teil.

Der Gasometerinhalt. Die nichtadsorbierten Gase aus dem Gasometer. Der Inhalt des Gasometers wurde auf Atmosphärendruck gebracht und Temperatur und Volumen des Gasinhaltes gemessen. Eine Probe seines Gasinhaltes wurde auf H_2 und N_2 (sowie auch auf O_2, CO und CH_4) in der üblichen Weise analysiert.

4. Versuchsprotokoll, Berechnung und Auswertung eines Versuches (vgl. die Tabelle auf S. 26/27).

Versuch 7. Leerlauf.

Motor: Adler 6/25 PS.
Brennstoff: Brennstoff F_z (Brennstoff F mit 0,15% $Fe(CO)_5$-Zusatz).
Schmieröl: Schmieröl S_2.
Vergaser: Hauptdüse 70, Leerlaufdüse 50.
Zündung: voll Frühzündung (10°).

Versuchsgang.

7^{45} Motor in Betrieb gesetzt,
9^{00} Durchspülen der Apparatur mit Abgas.
9^{15} Versuchsbeginn,
12^{05} Versuchsende.

[1] Das getrennte Auffangen der in den beiden Kieselsäuregefäßen adsorbierten Gase empfiehlt sich, da die mit der beschriebenen Arbeitsweise verbundene Fraktionierung für die Aufarbeitung der Gasgemische von Vorteil ist.

Gang des Motors.

Zeit	Drehzahl	Kühlwasser ° C	Belastung kg	Leistung PS
9^{15}	1000	70	—	—
9^{30}	1000	71		
9^{45}	1000	70		
10^{00}	1000	68		
10^{15}	1000	70		
10^{30}	1000	70		
10^{45}	1000	71	Leerlauf	
11^{00}	1000	70		
11^{15}	1000	69		
11^{30}	1000	70		
11^{45}	1000	70		
12^{00}	1000	70		
Mittel	1000	70		

Brennstoffverbrauch: 1,50 kg/h.

In der folgenden Tabelle enthält Spalte A den CO_2-Gehalt der während des Versuchsganges an der Abnahmestelle *A* entnommenen Gasproben, Spalte B die Analysenergebnisse der an der Abnahmestelle *B* entnommenen Gasproben, aber bereits auf CO_2-haltiges Gas mit dem bei *A* gefundenen Mittelwert umgerechnet (Abgas durch vorherige Auskühlung auf —185° CO_2-frei). *B* zeigt so die mittlere Zusammensetzung der Abgase. Spalte C enthält die Gaszusammensetzung an der Abnahmestelle *C*.

Fortlaufende Gasanalysen.

Nr.	Zeit	A	B (Abgaszusammensetzung)[1]						C				
		% CO_2	(CO_2)	O_2	CO	H_2	CH_4	N_2	O_2	CO	H_2	CH_4	N_2
1	9^{15}	9,5	8,8	1,3	6,8	1,2	2,7	79,2					
2	9^{30}	9,4											
3	9^{45}	9,7											
4	10^{00}	9,5	8,8	1,1	6,9	3,4	0,7	79,1	0,2	0,0	3,5	0,6	95,7
5	10^{15}	9,2											
6	10^{30}	8,9											
7	10^{45}	9,2	8,8	0,7	7,8	4,5	0,0	78,2	0,4	1,4	0,5	3,7	94,0
8	11^{00}	8,3											
9	11^{15}	7,9											
10	11^{30}	8,0	8,8	0,9	9,4	4,9	0,5	75,6	0,8	8,6	4,7	0,0	85,9
11	11^{45}	8,0											
12	12^{00}	7,9	8,8	1,3	9,1	5,2	0,2	75,4	1,4	9,6	5,1	0,0	83,9
Mittel		8,8	8,8	1,1	8,0	3,9	0,8	77,5	[2]				

[1] Es wurde hierbei zuerst nur jede zweite oder dritte Probe vollständig analysiert (insgesamt bei jedem Versuch bei B und C je 24 Proben abgenommen) und dann, falls diese annähernd konstante Werte ergaben, auf die Analyse der dazwischen liegenden Proben verzichtet.

[2] Da die Analysen bei C nur zur Kontrolle der Adsorptionswirkung der Kieselsäuregefäße dienten, erübrigt es sich hier einen Mittelwert zu berechnen.

Aus den Analysenergebnissen bei Spalte C läßt sich erkennen, daß die die Kieselsäure verlassenden Gase zunächst vorwiegend nur aus Wasserstoff und Stickstoff bestanden, dann aber bei der großen Menge des in den Abgasen bei Versuch 7 enthaltenen CO die Adsorptionsfähigkeit der Kieselsäure erschöpft wurde und CO sowie auch O_2 in immer steigendem Maße in den bei C abgenommenen Proben auftrat[1].

Exakte Analyse.

1. Unkondensierbares Gas (Gasometer):

	Analysenergebnis:
	0,0% CO_2
V[2] = 58,46 l	0,8% O_2
	4,1% CO
	4,7% H_2
	0,0% CH_4
	90,4% N_2

2. Gasinhalt der Kieselsäuregefäße[3]:

	Analysenergebnis:
a) Teil: V = 8,50 l	0,0% CO_2
	1,9% O_2
	19,9% CO
	0,5% H_2
	0,7% CH_4
	77,0% N_2

	Analysenergebnis:
b) Teil: V = 3,62 l	0,0% CO_2
	4,8% O_2
	65,2% CO
	0,5% H_2
	4,5% CH_4
	24,8% N_2

Das Gesamtgasvolumen bei Versuch 7 (ohne Kondensate) beträgt:

2,40 l	laufende Gasanalyse, Gasproben bei B vgl. S. 21).
2,20 l	„ „ „ „ C
58,46 l	unkondensierbares Gas (Gasometer).
8,50 l	Gasinhalt der Kieselsäuregefäße a) Teil.
3,62 l	„ „ „ b) „
75,18 l	(Volumen A).
4,50 l	zum Ausspülen der Apparatur benutzt.
79,68 l	(Volumen B).

[1] Der Wert der von uns benutzten Adsorption mit Kieselsäure liegt für uns nicht darin, die großen Mengen CO und CH_4, wie sie bei Leerlauf entstehen, quantitativ zu erfassen (dies ist in diesem Fall ausreichend genau mit der üblichen Gasanalyse möglich), als vielmehr darin, die letzten Reste der sonstigen kondensierbaren Anteile, die mitgerissen sich noch etwa in den Gasen befinden, sicher zurückzuhalten und der analytischen Untersuchung zuzuführen. Bei Vollast, wobei sich nur wenig CO und CH_4 findet, ist dagegen die Adsorption dieser Gase an Kieselsäure fast quantitativ, so daß eine Bestimmung des prozentualen Gehalts der Abgase an CO und CH_4 in dem stark angereicherten adsorbierten Gas hierbei ganz erheblich genauer ist als auf dem Wege der üblichen Gasanalyse.

[2] Alle Volumina sind auf 0°, 760 mm Hg bezogen.

[3] Nicht berücksichtigt sind hierbei die Kondensate, die bei der nochmaligen Fraktionierung der in den Kieselsäuregefäßen adsorbierten Gase in den —80°

In der Tabelle S. 26/27 sind die einzelnen Kondensate in Volumprozenten des Gesamtgases angegeben. In der vorletzten Spalte ist dabei der prozentuale Anteil der Kondensate im Gesamtabgas ohne Berücksichtigung von Wasser und schwer flüchtigen organischen Verbindungen berechnet, in der letzten Spalte[1] dagegen unter Berücksichtigung von Wasser und schwer flüchtigen organischen Verbindungen.

Berechnung der Analysenergebnisse.

I. Zusammensetzung der Gesamtauspuffgase, ohne Kondensate.

1. Gasometerinhalt + Proben bei Abnahmestelle C[2] = 60,66 l. Darin sind enthalten:

0,8% O_2	entsprechend	0,485 l O_2
4,1% CO	„	2,487 l CO
4,7% H_2	„	2,851 l H_2
0,0% CH_4	„	0,000 l CH_4
90,4% N_2	„	54,836 l N_2

2. Kieselsäuregefäße.

a) Teil = 8,50 l. Darin sind enthalten:

1,9% O_2	entsprechend	0,162 l O_2
19,9% CO	„	1,691 l CO
0,5% H_2	„	0,042 l H_2
0,7% CH_4	„	0,059 l CH_4
77,0% N_2	„	6,545 l N_2

b) Teil = 3,62 l. Darin sind enthalten:

4,8% O_2	entsprechend	0,174 l O_2
65,2% CO	„	2,361 l CO
0,5% H_2	„	0,018 l H_2
4,5% CH_4	„	0,163 l CH_4
24,8% N_2	„	0,898 l N_2

Aus den Werten 1 und 2 ergeben sich insgesamt:

0,821 l O_2	entsprechend	1,128% O_2	
6,539 l CO	„	8,987% CO	Abgaszusammensetzung ohne Kondensate
2,911 l H_2	„	4,000% H_2	
0,222 l CH_4	„	0,305% CH_4	
62,279 l N_2	„	85,580% N_2	
72,772 l[3]			

und —185° Kondensationsgefäßen zurückgehalten werden (vgl. S. 19). Diese Kondensate werden später gemeinsam mit den anderen Kondensaten aufgeführt werden (vgl. S. 24).

[1] Für die Bestimmung des Wassers ist eine Genauigkeit von etwa 5% anzusetzen und die anderen Angaben dieser Spalte entsprechend zu bewerten.

[2] Die mittlere Zusammensetzung der Gasproben bei C entspricht etwa der mittleren Zusammensetzung des Gasometerinhaltes.

[3] Bei dieser Berechnung ist das Volumen der laufenden Gasanalysenproben bei B nicht zu berücksichtigen.

Kondensate von + 15° bis — 185°.

Kondensat	Analysen-Ergebnis	Aus-gangs-menge	Darin nachge-wiesen	Nicht zu identifi-zieren	Volumen gasförmig	% auf Volumen A[2]) + Σ der Kondensate — 80° bis — 185° bezogen. = 75,18 + 7,57 l [3])	% auf Volumen B[2]) + Σ sämtlicher Kondensate bezogen. = 79,68 + 22,87 l [3])
+ 15°	16,0 ccm flüss. 97% H_2O unges. Verb. + $Fe(CO)_5$ + Fe + + Säurezahl 0,2	18,0 g	95% H_2O	—	21 200 ccm H_2O	—	20,2
Fraktion — 40°	2,0 ccm flüss. 79% H_2O unges. Verb. + $Fe(CO)_5$ + Phenole + + + Säurezahl + Fe +		5% organ. Verb. usw.		110 ccm[1]) organ. Verb. usw.		0,10
Fraktion — 80°	70,1% C 12,0% H 18% nicht identifiziert	0,114 g	82% C_6H_{12} . . .	~ 18% 20 mg ~ 5,0 ccm	24 ccm ~ 5,0 ccm	0,029 0,005	0,023 0,005[4])
Fraktion —115°	Mol. Gew. 77,0	15,0 ccm	C_5H_{12}	—	15,0 ccm	0,018	0,014
Fraktion —150°	14,21 g CO_2 kein N.	—	CO_2	—	7238 ccm Σ CO_2 7319 ccm	8,815	7,0
	Mol. Gew. 55 94% unges. K.W. 3,7 C-Atome	22,5 ccm	C_4H_8 C_4H_{10}	—	21,2 ccm 1,5 ccm	0,025 0,001	0,020 0,001
Fraktion —185°	56,0 ccm CO_2 im Restgas 95% unges. K.W. 1,98 C-Atome	250,0 ccm	CO_2 C_2H_4 C_2H_6	—	56,0 ccm 184,3 ccm 9,6 ccm	— 0,222 0.012	— 0,167 0,010
Dazu noch aus den Kieselsäuregefäßen folgenden Kondensate:							
— 80°	organ. Verb. ?	1,5 ccm	—	1,5 ccm	—	0,001	0,001[4])
—185°	14,4 ccm CO_2 im Restgas 84% unges. K.W. 1,7 C-Atome	21,4 ccm	CO_2 C_2H_4 C_2H_6	—	17,4 ccm 3,4 ccm 0,5 ccm	— 0,004 0,001	— 0,003 0,001

Anmerkungen siehe nebenstehende Seite.

II. Zusammensetzung der Gesamtauspuffgase, einschließlich der Kondensate —80° bis —185°.

Aus der Tabelle auf S. 24, vorletzte Spalte, ergibt sich, daß 8,8% CO_2[1], 0,28% Kohlenwasserstoffe insgesamt, sowie 0,005% nicht identifizierter Verbindungen als Kondensate zugegen sind. In Summa also

(abgerundet) 9,10% Kondensate —80° bis —185° (gasförmig).

Unter Berücksichtigung dieses Prozentsatzes ergibt sich folgende Zusammensetzung für die Abgase:

Abgaszusammensetzung ohne Kondensate	Abgaszusammensetzung einschl. der Kondensate —80° bis —185°
1,13 % C_2	8,80 % CO_2
8,99 % CO	1,03 % O_2
4,00 % H_2	8,17 % CO
0,30 % CH_4	3,64 % H_2
85,58 % N_2	0,28 % CH_4
	77,78 % N_2
	0,283 % Summe K.W.
	0,000 % „ N-Verb.

III. Zusammensetzung der Gesamtauspuffgase einschließlich sämtlicher Kondensate von +15° bis —185°.

Aus der Tabelle auf S. 24, letzte Spalte, ergibt sich, daß 7,0% CO_2, 20,2% H_2O-Dampf, 0,25% Kohlenwasserstoffe und 0,10% schwer flüchtige sonstige organische Verbindungen, also insgesamt 27,55% Kondensate (gasförmig) zugegen sind; unter Berücksichtigung dieses Prozentsatzes ergibt sich folgende Zusammensetzung für die Abgase:

Anmerkungen zu S. 24:

¹) Für die in dem Kondensat + 15° und in der Fraktion — 80° gefundenen organischen Verbindungen konnte für die Berechnung der Volumina gasförmig ein Molekulargewicht von etwa 200 angenommen werden (spezifisches Gewicht etwa 0,8), da es sich allem Anschein nach um kohlenwasserstoffartige Verbindungen von mindestens 15 C-Atomen handelte.

²) Vgl. Seite 22.

³) Aus der drittletzten Spalte ergeben sich folgende Volumina:

Σ der Kohlenwasserstoffe (K.W.) . .	0,235 Liter.
Σ der Kondensate — 80° bis — 185°	7,570 „
Σ sämtlicher Kondensate.	22,87 „
Σ der Kohlensäure	7,32 „

Erinnert sei an die hin und wieder auftauchenden Vorschläge zur Wiedergewinnung unzersetzten Brennstoffes aus den Abgasen. Auf Grund obiger Zahlen dürften jedoch diese Versuche ebenso wenig Erfolg versprechen wie die Verfahren zur Gewinnung von Stickoxyden aus Abgasen; vgl. dazu das DRP. 440622 vom 11. 2. 1927 (Bcoomfclder), da Stickoxyde nur in Mengen von etwa 0,05 Vol.% (siehe später) und nur bei Vollast auftreten.

⁴) Nicht identifiziert.

Anmerkung zu S. 25.

¹ Es wurde hier bei der Berechnung der prozentualen Zusammensetzung der Abgase der CO_2%-Gehalt von 8,815% der exakten Analyse dem Wert der fortlaufenden Analysen bei A angeglichen.

Abgaszusammensetzung ohne Kondensate	Abgaszusammensetzung einschl. sämtlicher Kondensate von +15° bis —185°
1,13 % O_2	7,0 % CO_2
8,99 % CO	0,8 % O_2
4,00 % H_2	6,5 % CO
0,30 % CH_4	2,9 % H_2
85,58 % N_2	0,2 % CH_4
	62,0 % N_2
	0,25 % Summe K.W.
	0,00 % „ N-Verb.
	0,10 % schwer flücht. organ. Verb.
	20,20 % H_2O-Dampf

In den 0,10% betragenden schwer flüchtigen Kondensaten wurden an organischen Verbindungen nachgewiesen: ungesättigte Verbindungen, Säuren und Phenole, außerdem konnten Eisen und Eisencarbonyl in Spuren festgestellt werden. Zyanwasserstoff[1] und Stickoxyde waren nicht zu beobachten. Die Substanzen zeigten den Geruch organischer S-Verbindungen.

5. Tabellarische Übersicht und Besprechung der Gesamtergebnisse der chemischen Untersuchungen.

Die Ergebnisse aller durchgeführten Versuche finden sich in der Übersicht auf der nächsten Seite vereint, welche wohl ohne weitere Erläuterung verständlich ist.

Aus der Übersicht geht hervor, daß die Zusammensetzung der Auspuffgase bei Benutzung der untersuchten Brennstoffe praktisch gleich ist, wenn bei vergleichenden Versuchen gleiche Motorbedingungen herrschen, und wenn man von den vom Motor ausgestoßenen unverbrannten Brennstoffen absieht.

Bei verschiedenen Motorbedingungen ändert sich jedoch die quantitative Zusammensetzung der Abgase wesentlich. Bei Leerlauf des Motors entstehen mehrere Prozent CO, bei Vollast dagegen ist der CO-Gehalt im allgemeinen kleiner als 1%.

Diese Zahlen gelten indes nur, wenn kein beträchtlicher Brennstoffüberschuß benutzt wird. Sie ändern sich weiter ganz wesentlich (wenn auch relativ bei Leerlauf immer größere CO-Mengen als bei Vollast vorhanden sein werden), wenn die Vergasereinstellung nicht sorgfältig geregelt und mit erheblichem Brennstoffüberschuß gearbeitet wird. Wie Versuch 1 zeigt, wurden bei Benutzung der Vergaserdüse 85 an Stelle von 70, trotzdem der Motor voll belastet lief, 6,6% CO in den Abgasen gefunden[2].

Neben diesen quantitativen Unterschieden finden sich auch solche qualitativer Art. So wurde bei Leerlaufversuchen gefunden,

[1] Vgl. S. 16.

[2] Wie häufig die Anwendung eines Brennstoffüberschusses in der Praxis zu sein scheint, zeigen z. B. die Arbeiten von Fieldner, Straub und Jones 1921 (45) und Kohn-Abrest 1926 (113, 114), vgl. auch S. 2 und 3.

daß Stickoxyde, die bei Vollastversuchen fast immer in der Größenordnung von 0,05%[1] beobachtet wurden, vollständig fehlten; dem Anteil an Kohlenwasserstoffen mit mehr als einem C-Atom, der bei Leerlauf etwa 0,2% beträgt, entspricht nur ein Gehalt von etwa 0,04% bei Vollast. Allgemein geht die Menge an Wasserstoff und Kohlenwasserstoffen dem CO-Gehalt parallel.

Höher siedende ungesättigte Kohlenwasserstoffe, Aldehyde[2], Alkohole, Azeton, Phenole und Säuren konnten bei fast jedem Versuch nachgewiesen werden und zeigten sich bei fast allen Brennstoffen in annähernd dem gleichen Mengenverhältnis. Bemerkenswert ist ferner, daß Phenole, Spuren Eisencarbonyl und Eisen hauptsächlich bei den Leerlaufversuchen, Säuren (Säurezahl bis 50) bei den Vollastversuchen auftraten.

Diese qualitativen und quantitativen Verhältnisse werden durch Zusatz von Eisencarbonyl zum Brennstoff praktisch nicht geändert. Eisencarbonyl trat mitunter, und dann auch nur in Spuren an der Grenze der Nachweisbarkeit auf; beobachtet wurde es, wenn viel CO in den Abgasen enthalten war, dabei war es aber gleichgültig, ob dem Brennstoff Eisencarbonyl vorher zugesetzt worden war oder nicht. Es scheint also, als ob sich das Eisencarbonyl erst in der Abgasleitung durch Reaktion des CO mit den Eisenteilen der Maschine bildet.

Wenn auch die neben Stickstoff, Kohlensäure, Kohlenoxyd und Wasser gefundenen anderen Bestandteile der Auspuffgase im chemischen Befund von untergeordneter Bedeutung sind, so konnte hieraus keineswegs auf deren geringe physiologische und toxikologische Bedeutung geschlossen werden. Hieran wäre auch nichts durch eine genauere Bestimmung der Prozentanteile dieser Stoffe geändert worden.

[1] Stickoxyde treten bei Vollast nur auf, sofern kein Brennstoffüberschuß verwendet wird. Bei Versuch 1 wurden so nur etwa ein Achtel der sonst gefundenen Stickoxydmengen beobachtet (Grenze der Nachweisbarkeit).

[2] Nach Callendars 1926 (19) Versuchen über die Wirkung der Antiklopfmittel (bei Thiemann 1928 (217) referiert), bei welchen Kraftstoff-Luft-Gemische durch erhitzte Glasrohre geleitet wurden, zeigte sich bei Hexan z. B. eine Bildung von 45 Gewichtsprozenten Aldehyde. Ein Antiklopfmittelzusatz verminderte die Aldehydbildung (umgekehrt erhöht bei Alkoholbrennstoffen ein Antiklopfmittel den Aldehydgehalt). Wenn auch diese Versuche keineswegs die wahren Bedingungen der Verbrennung im Motor wiedergeben, so wäre es doch möglich, daß auch in den Auspuffgasen der Kraftfahrzeuge allgemein beträchtliche Aldehydmengen auftreten. Obgleich wir Aldehyde nur in Spuren (in der Größenordnung von tausendstel Prozenten) hatten nachweisen können, führten wir noch besondere Versuche aus, bei welchen wir Kondensate + 15° und —80° in Mengen von mehreren Litern gewannen (siehe auch S. 51) und quantitativ auf ihren Aldehydgehalt untersuchten. Selbst bei Versuchen, bei welchen für eine mögliche Aldehydbildung günstigste Bedingungen herrschten (während des Versuches wurde jeweils eine Zündkerze nach der anderen für mehrere Umdrehungen kurz geschlossen, so daß unverbrauchtes Kraftstoff-Luft-Gemisch in größeren Mengen durch die erhitzten Motorteile hindurchging), wurden nur Aldehydmengen in der Größenordnung von 1 g pro Liter Kondensat gewonnen. Unter Umrechnung auf das zur Kondensatmenge gehörende Abgasvolumen ergibt sich für den Aldehydgehalt der Abgase die gleiche Größenordnung, wie wir sie oben in der Tabelle als „Spuren" bezeichnet haben.

Wir verzichteten daher auf ein weiteres chemisches Studium der Kondensate $+15°$ bis $-80°$ und versuchten, die Bedeutung dieser Anteile in physiologischer und toxikologischer Beziehung durch Arbeitsmethoden dieser Arbeitsdisziplinen sicherzustellen.

C. Toxikologische Untersuchungen.

Inhalationsversuche an Brennstoffen und den Abgasen bei Betrieb des Motors mit den verschiedenen Brennstoffen bei Leerlauf und Vollast. Versuchsapparaturen. Gewinnung von Abgaskondensaten in größeren Mengen. Hierdurch mehr als tausendfache Anreicherung der in den Abgasen enthaltenen Substanzen. Inhalations-, Injektions- und Haemolyseversuche mit diesen Kondensaten. Alle untersuchten Benzine wirken grundsätzlich gleichartig. Je leichter flüchtig das Benzin, desto rascher beginnt bzw. verschwindet die toxische Wirkung. Sonderstellung des Benzols.

I. Inhalationsversuche mit Betriebsstoffen[1].

Toxikologische Untersuchungen von Betriebsstoffen. Versuchsprogramm. Benutzt wurden

Brennstoff B[2]	Brennstoff E
„ C	„ G

sowie

Brennstoff B_Z (mit Zusatz von 0,15% Eisencarbonyl).

Die Wirkung dieser Brennstoffe auf den Organismus ist bereits Gegenstand toxikologischen Studiums gewesen. Da aber die chemischen Analysen ergeben hatten, daß geringe Mengen unverbrannter Brennstoffe immer in den Abgasen enthalten sind, war die Vornahme eigener ergänzender Untersuchungen notwendig, um die toxischen Wirkungen der von uns benutzten Brennstoffe kennen zu lernen und um spezifische Unterschiede der Abgaswirkungen bei Betrieb mit den einzelnen Brennstoffen beurteilen zu können.

Für einige orientierende Vorversuche wurde eine einfache Apparatur benutzt, bei der die zu untersuchende Flüssigkeit auf einer elektrischen Heizplatte zur Verdampfung gebracht wurde. Die entstehenden Dämpfe wurden in eine Glasglocke geleitet, in der sich die Versuchstiere befanden. Da jedoch mit dieser Versuchsanordnung eine fraktionierte Destillation

[1] Auf eine gesonderte toxikologische Untersuchung der Schmieröle wurde verzichtet. Ihre Wirkung sowie die der Betriebsstoffe auf die Haut (beim Füllen des Motortanks z. B.) ist bekannt. Untersuchungen über diesen Punkt liegen nicht mehr im allgemeinen Rahmen unserer Arbeit. Im Laboratoriumsversuch „die Verhältnisse am Motor“ reproduzieren zu wollen, erschien uns aussichtslos. Ein Verdampfen von Ölen mit erhitzter Luft, wie es von Korff-Petersen 1911 (117) bei physiologischen Untersuchungen über die Hygiene des Kraftfahrwesens angewandt wurde, gibt wohl einen Anhaltspunkt, kann aber nicht den realen Verhältnissen einer Schmierölzersetzung im Motorzylinder entsprechen. Wir zogen es deshalb vor, die Reaktionsprodukte der Schmierölverbrennung (sicherlich nur sehr geringe Mengen) summarisch mit den von den Brennstoffen herrührenden Substanzen zur Untersuchung zu bringen.

[2] Vgl. S. 5ff.

und Kondensation verbunden ist, die das Ergebnis der Inhalationsversuche bei Substanzgemischen fälschen kann, sei auf Wiedergabe dieser Versuche verzichtet und nur das Ergebnis von Untersuchungen in eigens zu derartigen Zwecken von uns geschaffenen Verdampferapparaturen mitgeteilt.

1. Verdampferapparaturen[1].

Prinzip: Die gemessene, dauernd gleichmäßig dem Verdampfer zufließende Flüssigkeit (bzw. das Flüssigkeitsgemisch) wird gleichmäßig in einer ebenfalls gemessenen Luftmenge vergast. Eine Entmischung oder Fraktionierung kann dabei nicht stattfinden.

Apparatur zur Verdampfung von Flüssigkeiten, die auch bei höherer Temperatur im Luftstrom unverändert bleiben.

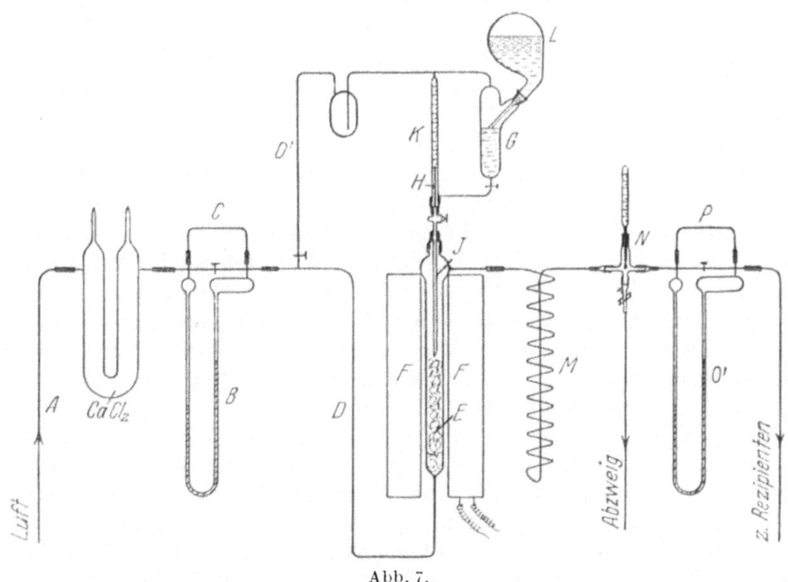

Abb. 7.

Die mit Dämpfen zu beladende Luft, der Druckluftleitung[2] bei *A* entnommen, geht über eine mit einem Ölmanometer *B* verbundene Strömungskapillare *C*[3] über die Glasrohrleitung *D* und tritt dann von unten her in den eigentlichen mit Glasperlen oder zur besseren Wärme-

[1] Wir sind der Ansicht, daß sich die Apparaturen für toxikologische Untersuchungen in allgemeiner Weise verwenden lassen und werden sie demnächst in einer anderen Veröffentlichung eingehend beschreiben.

[2] Ist der Druck in der Druckluftleitung stärkeren Schwankungen unterworfen, so empfiehlt es sich, einen doppelten Überdruckregler mit dazwischen geschalteter Drosselscheibe und ein Gefäß größeren Inhaltes als Puffer vor die eigentliche Apparatur zu schalten.

[3] Vgl. S. 10, Anm. 1. Die Kapillaren sind mit Hilfe einer Experimentiergasuhr geeicht.

übertragung (bei indifferenten Substanzen) mit Silberwolle angefüllten Verdampfer *E* ein. Die Beheizung des Verdampfers geschieht mittels des elektrischen Ofens *F* (Temperaturmessung mit Thermoelement). Die Flüssigkeit befindet sich in dem nach unten hin mit einem Hahn abgeschlossenen Gefäß *G*, von wo aus sie durch eine auswechselbare und je nach der gewünschten[1] Zuflußmenge vorher geeichten Kapillare *H* dem Verdampfer durch ein unten schräg abgeschliffenes Rohr *J* gleichmäßig zufließt. Das mit dem Gefäß *G* kommunizierende Meßröhrchen *K*, in welches die Kapillare *H* eingeführt ist, ist in 0,1 ccm geteilt. Wird der das Gefäß *G* unten abschließende Hahn während des Versuches für kurze Zeit geschlossen, so fließt jetzt nur die im Meßröhrchen *K* befindliche Flüssigkeit in den Verdampfer. Die Beobachtung der in der Zeiteinheit ausfließenden Flüssigkeitsmenge gestattet eine Kontrolle des Verdampfungsvorganges während des Versuches. Das am Gefäß *G* mittels Schliff angebrachte birnenförmige Gefäß *L* enthält den Vorrat an Flüssigkeit und hält nach dem Mariotteschen Prinzip die Höhe des Flüssigkeitsspiegels und damit den Überdruck und die Zufließgeschwindigkeit durch die Kapillare konstant. Durch die Umwegleitung *D'* wird erreicht, daß auch die Flüssigkeit in den Gefäßen *G* und *K* stets unter dem gleichen Überdruck steht, der im Verdampfer herrscht, wodurch die Zulaufgeschwindigkeit unabhängig von den in der Apparatur herrschenden Druckverhältnissen wird.

Der beladene Luftstrom geht nach Verlassen des Verdampfers durch die Rohrspirale *M*, worin das Dampf-Luft-Gemisch wieder auf Zimmertemperatur abgekühlt wird[2]. Sollen nur kleine Substanzmengen pro Zeiteinheit verdampft werden, so empfiehlt es sich, etwa die zehnfache Menge Substanz anzuwenden, also zehnmal soviel Dampf-Luft-Gemisch herzustellen und den für den Tierversuch benutzten Anteil nachher daraus abzuzweigen, um eine möglichst hohe Meßgenauigkeit zu erreichen.

Die Hauptmenge des Dampf-Luft-Gemisches wird in diesem Falle in eine Abzugsleitung abgezweigt, und nur der für die Respirationsversuche in Frage kommende Anteil, in der Regel etwa 4 l/min, geht über *P* und *O* zum Rezipienten. Ein bei *N* in den Dampf-Luftstrom eingesetztes Thermometer kontrolliert seine Temperatur. Ein Schlauch mit Quetschhahn verbindet den Abzweig mit der Abzugsleitung.

Werden die zu prüfenden Substanzen im Luftstrom schon bei verhältnismäßig niedriger Temperatur zersetzt oder verändert, so

[1] Diese Menge richtet sich nach dem Dampfdruck der Flüssigkeit und ist vor Versuchsbeginn zu errechnen. Keinesfalls darf die zu verdampfende Flüssigkeitsmenge so groß gewählt werden, daß das Gemisch übersättigt wird und noch flüssige Anteile im Verdampfer zurückbleiben, da sonst zuerst die leichtest flüchtigen Anteile der Flüssigkeit verdampfen und eine Fraktionierung eintritt.

[2] Sollte aus irgendeinem Grunde (Fehler im Zulauf der Flüssigkeit oder zu geringer Luftstrom) das Dampf-Luft-Gemisch zeitweilig übersättigt sein, so scheidet sich in *M* Flüssigkeit aus dem Gemisch ab. Zeigt sich in *M* ein Beschlag, so ist entweder der Strom der zu beladenen Luft entsprechend zu verstärken oder die Zulaufgeschwindigkeit, nach erfolgter Kontrolle mit Hilfe der Meßbürette *K*, entsprechend zu korrigieren.

gelangt zweckmäßig eine Apparatur mit einem andersartigen Verdampfer zur Anwendung. Das Prinzip dieses Verdampfers besteht darin, durch Schaffen einer möglichst großen, direkt geheizten Verdampfungsfläche mit Temperaturen von etwa 80° (Heizung durch Heißwasser) auszukommen. Zu diesem Zwecke tritt das in einer kleinen Kupferschlange mittels Teklubrenner erhitzte Wasser in den oberen Teil des äußeren Mantelrohres ein, heizt das Verdampferrohr von außen und strömt dann von unten nach oben durch die im Innern des Verdampferrohres liegende Glasspirale.

An Hand der Abb. 8 und 9 wird die Wirkungsweise der Apparatur ohne weiteres verständlich sein. Ihre Konstruktion unterscheidet sich nur in wenigen Punkten von der zuvor beschriebenen Form, z. B. ist die Messung des Luftstromes wesentlich verfeinert: statt der einen Strömungskapillare (Abb. 7) wird ein System von fünf abwechselnd einschaltbaren Kapillaren benutzt, von denen jede ein anderes Intervall beherrscht. So gestattet z. B. die erste (engste) Kapillare eine Gasmenge von 0—5 l Luft/min, die nächste eine solche von 5—10, die folgenden 10—20, 20—30 und 30—100 l Luft/min genau zu messen. Werden, wie Abb. 9 zeigt, 2 Glasbirnen, die abwechselnd als Vorratsgefäße für die verdampfende Substanz verwendet werden, benutzt, so kann der Apparat ohne Unterbrechung beliebige Zeit lang in Betrieb gehalten werden.

2. Inhalationsversuche.

Diese Versuche wurden mit der geschilderten Verdampferapparatur (Abb. 7) vorgenommen. Bei allen Brennstoffen wurden folgende Versuchsbedingungen eingehalten:

Lufttemperatur 21° C.
Strömungsgeschwindigkeit der Luft 15 l/min.
Strömungsgeschwindigkeit des Dampf-Luft-Gemisches im Rezipienten 4 l/min (Rezipient: 30 l Vol.).
Versuchstiere je 2 Meerschweinchen und 2 weiße Mäuse.

Zeit (in Minuten nach Einsetzen d. Tiere)	Beobachtungen
	Brennstoff B. Konzentration[1]: 46,4 mg pro Liter Luft.
17	Unruhiges Umherlaufen der Mäuse und Meerschweinchen.
30	Beide Mäuse ataktisch.
41	Beide Meerschweinchen ataktisch, beide Mäuse in Narkose.
90	Hochgradige Ataxie der Meerschweinchen, jedoch keine Zukkungen und Krämpfe.
105	Meerschweinchen in Narkose.
195	Meerschweinchen und Mäuse in tiefer Narkose.
	Versuchsende.
	Nach 24 Stunden haben sich alle Tiere wieder erholt.

[1] Vorversuche hatten ergeben, daß sich bei diesem Mischungsverhältnis die Vergiftungserscheinungen so langsam entwickeln, daß zeitliche Unterschiede in den Wirkungen der einzelnen Betriebsstoffe festgestellt werden konnten.

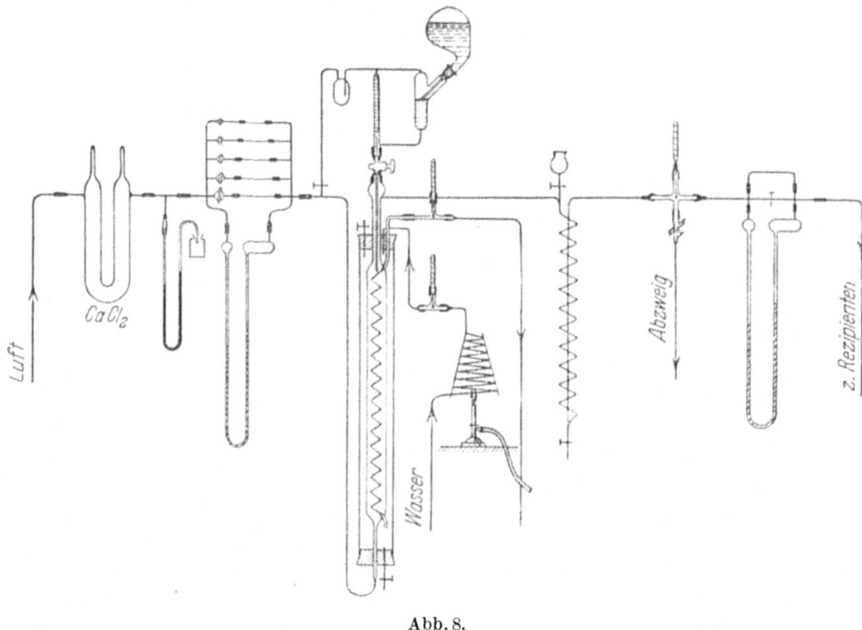

Abb. 8.

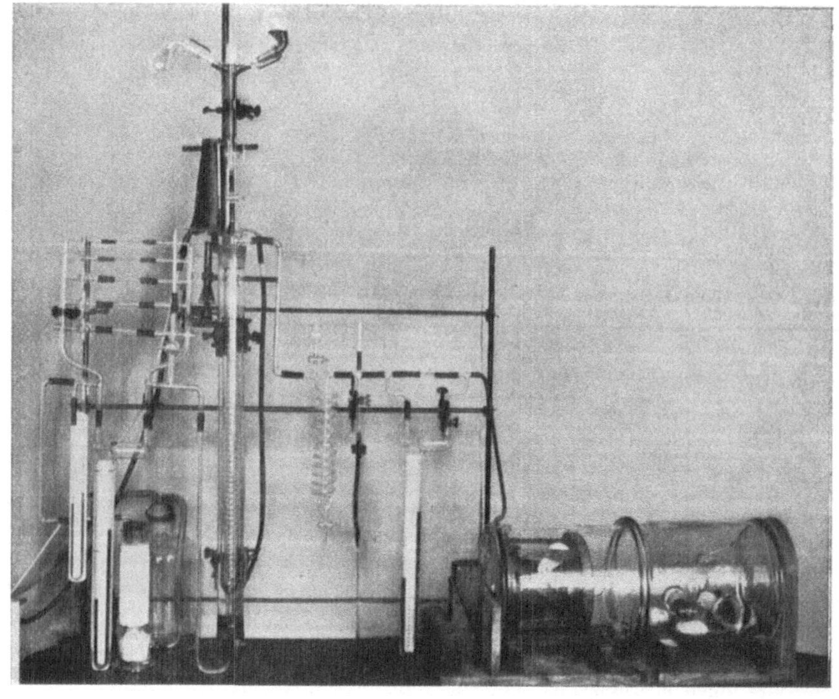

Abb. 9.

Zeit (in Minuten nach Einsetzen d. Tiere)	Beobachtungen
	Brennstoff Bz (0,15 % $Fe(CO)_5$-Zusatz). Konzentration: 48,2 mg pro Liter Luft.
20	Unruhiges Umherlaufen der Tiere.
30	Mäuse ataktisch.
34	Die Meerschweinchen wischen sich das Maul und sind unruhig.
45	Ein Meerschweinchen schwankt im Sitzen stark.
46	Beide Meerschweinchen ataktisch, Mäuse narkotisiert. Keine Zuckungen und Krämpfe.
105	Meerschweinchen in Narkose.
150	Tiere wie nach 105 Min.
	Versuchsende. Nach 24 Stunden haben sich alle Tiere wieder erholt.
	Brennstoff C. Konzentration: 49,3 mg pro Liter Luft.
60	Bei keinem der Tiere ist ein verändertes Verhalten zu beobachten.
105	Bei Meerschweinchen und Mäusen beginnende Ataxie.
130	Ein Meerschweinchen ist narkotisiert. Starke Ataxie des anderen Meerschweinchens. Die Mäuse sind ebenfalls narkotisiert. Keine Zuckungen und Krämpfe.
165	Alle Tiere sind narkotisiert.
195	Tiere wie nach 165 Min.
	Versuchsende. Nach 24 Stunden haben sich alle Tiere wieder erholt.
	Brennstoff E. Konzentration: 49,3 mg pro Liter Luft.
71	Die Tiere laufen unruhig hin und her, zeigen aber sonst kein verändertes Verhalten.
105	Die Tiere sitzen ruhiger im Rezipienten.
115	Bei Meerschweinchen und Mäusen beginnende Ataxie.
140	Narkose der Meerschweinchen und Mäuse. Keine Zuckungen und Krämpfe.
	Versuchsende. Nach 24 Stunden haben sich alle Tiere wieder erholt.
	Brennstoff G. Konzentration: 46,6 mg pro Liter Luft.
15	Ataxie eines Meerschweinchens.
16	Bei diesem Meerschweinchen beginnen Laufbewegungen der hinteren Extremitäten. Reflexerregbarkeit bei Klopfen gegen den Rezipienten bei allen Tieren sehr gesteigert.
25	Bei dem zweiten Meerschweinchen setzen ebenfalls Laufbewegungen der hinteren Extremitäten ein. Keines der Tiere ist narkotisiert. Mäuse ataktisch.
28	Laufbewegungen der Mäuse.
37	Bei beiden Meerschweinchen krampfartige Zuckungen über den ganzen Körper, desgleichen bei den Mäusen.
45	Krampfartige Zuckungen der Meerschweinchen und Mäuse. Narkose der Tiere.
60	Die Meerschweinchen zeigen krampfartige Zuckungen, sind narkotisiert. Mäuse in tiefer Narkose, keine Zuckungen mehr.
145	Vergiftungsbild wie nach 60 Min.
	Versuchsende. Nach 24 Stunden haben sich alle Tiere wieder erholt.

Ergebnisse.

Trägt man den Zeitpunkt des ersten Auftretens der zu beobachtenden Vergiftungserscheinungen in eine Tabelle[1] ein, so ergibt sich folgendes Bild:

Erstes Auftreten der innerhalb von 150 Minuten zu beobachtenden toxischen Wirkungen der Brennstoffdämpfe bei annähernd gleicher Konzentration.

(Zeit in Minuten.)

Versuchstiere	Vergiftungs-erscheinungen	Brennstoffe				
		G	B_z	B	C	E
Weiße Mäuse	1. Ataxie	25	30	30	105	115
	2. Zuckungen	28	keine	keine	keine	keine
	3. Narkose	45	46	41	130	140
Meerschweinchen	1. Ataxie	15	45	41	105	115
	2. Zuckungen	16	keine	keine	keine	keine
	3. Narkose	45	105	105	130	140

Am schnellsten wirkt unter den gewählten Bedingungen G toxisch, etwas weniger stark B_z und B.

Zwischen der Wirkung von B_z und B sind (soweit es sich um die hier beobachteten Symptome handelt) wesentliche Unterschiede nicht zu finden.

Vergleicht man die chemische Zusammensetzung der untersuchten Brennstoffe mit den beobachteten toxischen Wirkungen, so ergibt sich, daß der Unterschied in der Wirksamkeit zwischen B_z bzw. B einerseits und C bzw. E andererseits im wesentlichen auf ihre verschiedene Flüchtigkeit zurückzuführen ist; denn wäre der Grund hierfür der Gehalt an Aromaten bzw. Olefinen, so müßte erwartet werden, daß die toxischen Wirkungen von B_z, B, C und E etwa gleich groß seien.

Dieser Befund veranlaßte uns, die Wirksamkeit der leicht flüchtigen, d. h. der bis zu 100° übergehenden Anteile in einer besonderen Untersuchungsreihe in Inhalationsversuchen zu prüfen.

Versuche mit Brennstofffraktionen. (Anteile von 20° bis 100°.) Durch fraktionierte Destillation wurden die bis 100° siedenden Anteile aus den Brennstoffen B, C und E isoliert und mit Hilfe der beschriebenen

[1] Darauf, daß die Bewertung von Versuchsergebnissen, die unter Einhaltung möglichst quantitativer Versuchsbedingungen erhalten werden, wegen der bei biologischen Phänomenen unvermeidlichen Streuungserscheinungen (individuelle Reaktionsweise, Reproduktionsschwierigkeit) sehr schwierig ist, hat u. a. Loewe 1928 (138) hingewiesen. Er betont, daß die von ihm aufgestellten Begriffe wie Konzentrationsschwelle, Bologramm, Schwellenreiz, Firstwirkungsstärke usw. bei biologischen Versuchen ihren streng mathematischen Sinn als Punkt, Linie oder Fläche verlieren und nur noch die Bedeutung von Streuungskreisen, Streuungsstreifen oder Streuungsräumen behalten können. Diese Schwierigkeiten sind besonders bei der Auswertung späterer tabellarischer Übersichten toxikologischer Versuchsergebnisse zu beachten.

Verdampferapparatur im Tierversuch verwendet. Die allgemeinen Versuchsbedingungen waren die gleichen wie auf S. 31 angegeben.

Zeit (in Minuten nach Einsetzen d. Tiere)	Beobachtungen
	Brennstoff B[1]. Konzentration: 56,2 mg pro Liter Luft.
30	Mäuse ataktisch, Meerschweinchen ataktisch.
50	Narkose der Mäuse. Bei einer weißen Maus Laufbewegung der Vorder- und Hinterbeine.
55	Narkose eines Meerschweinchens.
76	Das zweite Meerschweinchen wird ataktisch. Bei dem ersten Meerschweinchen ab und zu krampfartige Zuckungen der hinteren Extremitäten.
80	Zunahme der Ataxie bei dem zweiten Meerschweinchen.
102	Narkose aller Tiere.
145	Zustand wie nach 102 Min.
	Versuchsende.
	Nach 24 Stunden haben sich alle Tiere wieder erholt.
	Brennstoff C. Konzentration: 67,6 mg pro Liter Luft.
21	Ataxie beider Mäuse.
45	Ataxie der Meerschweinchen.
70	Narkose der Mäuse und Meerschweinchen.
178	Zustand unverändert.
194	,, ,,
	Versuchsende.
	Nach 24 Stunden haben sich alle Tiere wieder erholt.
	Brennstoff E. Konzentration: 58,3 mg pro Liter Luft.
25	Ataxie der Mäuse.
35	Meerschweinchen ataktisch.
50	Beide Mäuse in tiefer Narkose. Beide Meerschweinchen ataktisch.
63	Zunahme der Ataxie der Meerschweinchen.
70	Narkose der Meerschweinchen.
112	Von beiden Meerschweinchen werden die hinteren Extremitäten gestreckt gehalten und zucken rhythmisch.
142	Zustand wie nach 112 Minuten.
	Versuchsende.
	Nach 24 Stunden haben sich alle Tiere wieder erholt.

Ergebnisse.

Trägt man den Zeitpunkt des ersten Auftretens der zu beobachtenden Vergiftungserscheinungen in eine Tabelle ein, so ergibt sich folgendes Bild:

[1] Die Versuche mit B_z sind hier nicht gesondert aufgeführt, da sie das gleiche Bild boten.

Erstes Auftreten der innerhalb von 180 Minuten zu beobachtenden toxischen Wirkungen der Dämpfe der Brennstofffraktionen (von 20° bis 100°) unter den gewählten Bedingungen.

Versuchstiere	Vergiftungs-erscheinungen	Brennstoffe		
		B	C	E
Weiße Mäuse	1. Ataxie.	30	21	25
	2. Zuckungen.	keine	keine	keine
	3. Narkose.	50	70	50
Meerschweinchen	1. Ataxie.	30	45	35
	2. Zuckungen.	76	keine	112
	3. Narkose.	55	70	70

Bei der Fraktion von C wurden keine Zuckungen beobachtet, jedoch traten diese bei B und E bei Meerschweinchen auf. Daß derartige Zuckungen unter der Einwirkung von Benzin auftreten, ist bekannt.

Es sei außerdem auf die Beobachtung hingewiesen, daß sowohl bei den Meerschweinchen als auch bei Mäusen während der Einatmungsversuche das von Brown 1913, 1916 (14) beschriebene Phänomen der Laufbewegungen im Rhythmus des Trabes oder des Galoppes in der Narkose auftrat und mit zunehmender Tiefe der Narkose verschwand.

Diese Ergebnisse wurden noch durch weitere Inhalationsversuche ergänzt.

Es wurden in gleichgroßen Glasglocken von je 10 l Inhalt auf einem 10 cm hohen Holzklotz je 5 ccm der vergleichsweise zu untersuchenden Betriebsstoffe in eine Petrischale gefüllt und in jede Glocke 2 Mäuse gebracht. Dann wurde der Verlauf der Vergiftungserscheinungen innerhalb einer halben Stunde sowie die Dauer der Erholung beobachtet. Die so angestellten Versuche zeigten stets für alle Brennstoffe einen grundsätzlich gleichartigen Verlauf.

Zeit	Brennstoff B
Nach 8 Min.	Beginnende Ataxie.
„ 12 „	Zunehmende Ataxie.
„ 18 „	Narkose der Mäuse.
„ 30 „	„ „ „

Verdunstet sind 2,5 ccm, 6 Min. später haben sich die Mäuse an der Luft wieder erholt.

Zeit	Brennstoff C
Nach 11 Min.	Beginnende Ataxie.
„ 18 „	Zunehmende Ataxie.
„ 24 „	Narkose der Mäuse
„ 30 „	„ „ „

Verdunstet sind 2,3 ccm, 20 Min. später sind die Mäuse noch stark ataktisch, jedoch nicht mehr narkotisiert. Weitere 15 Min. später haben sich die Tiere an der Luft wieder erholt.

Zeit	Brennstoff E
Nach 15 Min.	Beginnende Ataxie.
„ 27 „	Leichte Narkose.
„ 30 „	„ „

Verdunstet sind 2,2 ccm, 20 Min. später sind die Mäuse noch ataktisch, aber nicht mehr narkotisiert. Weitere 15 Min. später haben sich die Tiere an der Luft wieder erholt.

II. Versuche mit Auspuffgasen und Kondensaten.

1. Allgemeines.

Die chemisch analytischen Untersuchungen (vgl. S. 20ff.) haben gezeigt, daß neben CO andere zu etwaiger Vergiftung Anlaß gebende

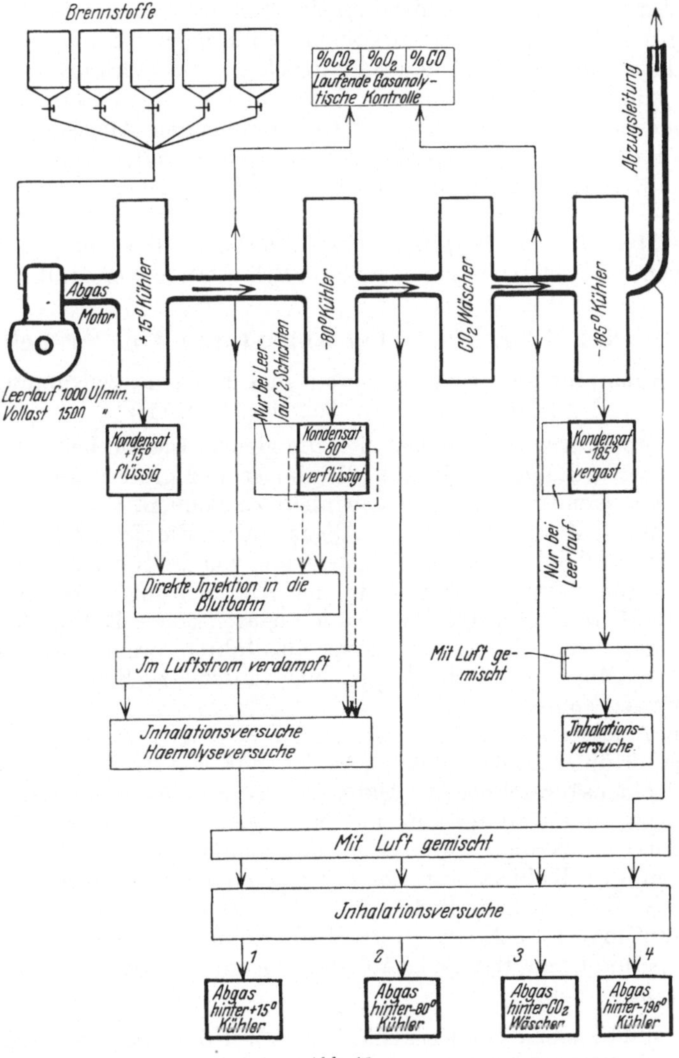

Abb. 10.

Stoffe nur in geringen Mengen in den Auspuffgasen vorhanden sind. Die Hauptmenge dieser Stoffe war als Alkohole, Aldehyde, Azeton, Säuren und Phenole identifiziert worden. Auf Grund dieses analytischen Befundes bestand die Möglichkeit, die weiteren toxikologischen Untersuchungen an diesen Substanzen in reiner Form zu studieren. Man hätte sich daher bei den weiteren Versuchen von den Motoren unabhängig machen und die Versuche im Laboratorium etwa durch Mischen von Gasen oder Dämpfen ausführen können. Hiervon sahen wir aber ab, um den praktischen Verhältnissen Rechnung zu tragen. Der damit auftretenden Schwierigkeit, daß bei der direkten Untersuchung der Auspuffgase die toxischen Wirkungen der nur in Spuren vorhandenen direkten Anteile leicht durch die CO-Wirkung überdeckt werden könnten, begegneten wir dadurch, daß wir unsere Versuche nicht nur mit den direkt vom Motor kommenden Abgasen, sondern auch mit den aus den Abgasen gewonnenen Kondensaten, in denen die zu prüfenden Anteile etwa tausendfach angereichert vorlagen, ausführten.

Die Abb. 10 (S. 37) gibt einen Überblick über unsere Untersuchungen und ist wohl ohne weitere Erläuterung verständlich.

2. Mit den Abgasen selbst angestellte Tierversuche.

a) Apparatur zur Abgasentnahme und Kondensatgewinnung.

(Vgl. den oberen Teil der Abb. 11.)

Diese Apparatur ist grundsätzlich die gleiche wie die bei den chemischen Untersuchungen (vgl. Abb. 3), sie ist nur größer dimensioniert, um größere Kondensatmengen gewinnen zu können.

Vom Motor *A* aus strichen die Abgase durch die Eisenrohrleitung *B* zum $+15°$-Kühler *C*, der im Gegenstrom von Leitungswasser durchflossen wurde. Der Abzweig *D* in der Abgasleitung zwischen Motor und $+15°$-Kühler gestattete von den Abgasen einen Teil direkt in die Hauptabgasleitung des Motorraumes abzuführen, wenn nicht die gesamte vom Motor gelieferte Abgasmenge durch das Kühlersystem geleitet werden sollte[1].

Nach Austritt aus dem $+15°$-Kühler *C* gingen die Abgase durch den $-80°$-Kühler *E*, der in einem Isoliergefäß *F* stand. Als Kühlmittel diente Kohlensäureschnee in Alkohol. Der Kühler *E* hing an einem Flaschenzug und konnte so nach Versuchsende aus dem Kühlgefäß *F* herausgehoben werden, um das in ihm befindliche Kondensat nach Erwärmen des Kühlers auf Zimmertemperatur und Öffnen des am Boden des Kühlers befindlichen Hahnes herauszulassen[2].

Ebenso konnte nach Öffnen des Hahnes an dem unter dem $+15°$-Kühler befindlichen Sammelgefäß das dort abgeschiedene Kondensat abgelassen werden.

[1] Die Kühler waren so dimensioniert worden, daß die gesamten Abgase des Motors bei Leerlauf auf die betreffenden Temperaturen ausgekühlt werden konnten. Da bei Vollast bedeutend größere Brennstoffmengen verbraucht werden und entsprechend auch sehr viel mehr Abgase als bei Leerlauf entstehen, wurde nur ein Teil (etwa die Hälfte der Abgase) durch das Kühlersystem geleitet, der andere Teil vorher abgezweigt.

[2] Vgl. Anm. 1 auf S. 51.

Nach Durchgang durch den —80°-Kühler verzweigten sich die Abgase[1]. Ein Teil ging direkt über das Regulierventil *G* zur Hauptabgasleitung des Versuchsraumes, der andere Teil in den CO_2-Absorptionsturm *H* (mit Raschigringen gefüllt, von 50%ig. Kalilauge berieselt[2]) und

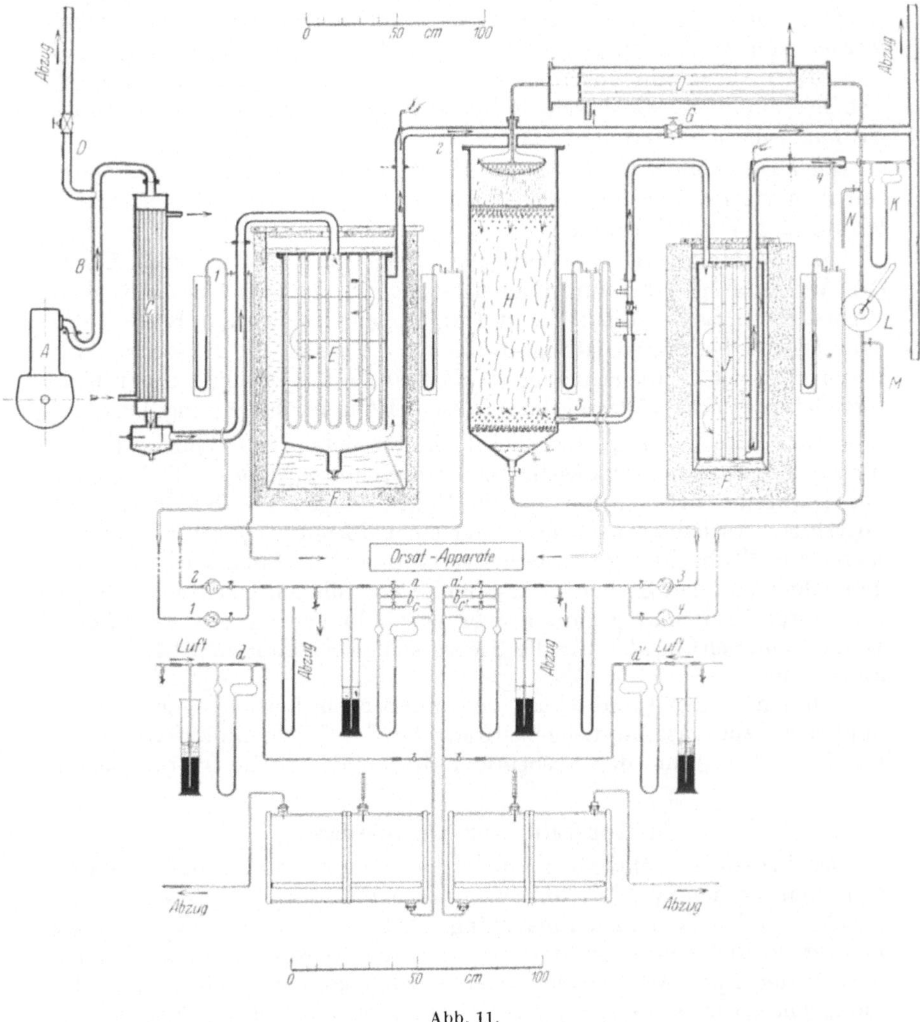

Abb. 11.

[1] Hier nahmen wir wieder eine Abzweigung vor, weil wir mit einem Kühler mit nicht zu großen Dimensionen auszukommen wünschten.

[2] Hierdurch unterschied sich die Großapparatur von der in Teil B beschriebenen. Diese Maßnahme war notwendig, um Störungen durch Kohlendioxydkondensation zu verhindern, was leicht zu einer Verstopfung des —196° Kühlers bzw. zu Unbequemlichkeiten bei den Tierversuchen mit dem —196°-Kondensat führen konnte.

von dort nach erfolgter Auswaschung durch den —196°-Kühler *J*. Der Kühler *J* war ebenso wie der Kühler *E* an einem Flaschenzug befestigt, so daß er nach Versuchsbeendigung aus dem mit flüssigem Stickstoff gefüllten Gefäß *F* herausgehoben und das in ihm befindliche Kondensat, das beim Erwärmen des Kühlers auf Zimmertemperatur verdampft, in einen Gasometer geleitet und für weitere Untersuchungen aufbewahrt werden konnte (vgl. S. 52). Das Ventil *G* wurde so einreguliert, daß etwa 100 l Abgas/min über den Wäscher *H* und den Kühler *J* gingen. Die Messung dieser Gasgeschwindigkeit erfolgte mit Hilfe des geeichten Strömungsmanometers *K*.

Nach Durchgang durch das Staurohr *K* vereinigten sich die Abgase mit dem vorher über Ventil *G* abgezweigten Teil in der Hauptabzugsleitung des Versuchsraumes.

Die von Hand aus zu betätigende Saug- und Druckpumpe *L* mit den Ansätzen *M* und *N* zum Einsaugen frischer und zum Herausdrücken verbrauchter Lauge diente zum Umpumpen der für den Betrieb des Wäschers *H* benutzten 50%ig. Kalilauge. Da sich die Lauge bei der Absorption der Kohlensäure erwärmt, war in die Druckseite der Umpumpleitung der von Wasser durchflossene Röhrenkühler *O* eingeschaltet.

Hinter dem +15°-Kühler bei 1, hinter dem —80°-Kühler bei 2, hinter dem Kohlensäurewäscher bei 3 und hinter dem —196°-Kühler bei 4 waren Abzweigrohre an die Rohrleitungen des Kühlersystems angesetzt. An jeder Ansatzstelle war ein U-förmiges Quecksilbermanometer zur Beobachtung der Druckverhältnisse im Apparatesystem angebracht. Von den Stellen 1, 2, 3 und 4 aus führten Glasrohrleitungen (nur unter Verwendung ganz kurzer Verbindungen aus starkwandigem Gummischlauch) zu der für die Tierversuche bestimmten Abgasdosierapparatur.

Von den Stellen 1 und 3 aus führten außerdem Leitungen zu 2 Orsatapparaten zur gasanalytischen Kontrolle des Verbrennungsvorganges im Motor (bei 1) und der Absorptionswirkung des Kohlensäurewäschers (bei 3).

b) Apparatur zur Abgasdosierung.

Das Prinzip ist folgendes: Luftmengen, die an Strömungskapillaren gemessen werden, werden mit ebenfalls gemessenen Abgasmengen gemischt und den Tieren zur Einatmung zugeleitet. Ein besonderer Vorteil unserer Vorrichtung besteht darin, daß die Abgase an verschiedenen Stellen der Apparatur abgenommen werden können, so daß entweder die Abgase, wie sie den Motor verlassen, oder aber solche, denen einige Anteile bereits entzogen sind und im Extremfall sogar außer den genannten Gasen nur noch CO enthalten, mit Luft gemischt, zur Untersuchung gelangen. Werden nun bei gleichzeitigen Versuchen an den verschiedenen Abnahmestellen Abgase entnommen, so lassen solche Versuche die Wirkung der Abgasanteile selbst erwarten.

Die Apparatur ist in der unteren Hälfte der Abb. 11 wiedergegeben (Maßstab gegenüber dem oberen Teil etwas vergrößert).

Bei 1 und 2 sowie 3 und 4 stand die Dosierapparatur mit der im oberen Teil der Abbildung wiedergegebenen Apparatur in Verbindung. Je eine mit Watte lose gefüllte Glaskugel verhinderte das Hinüberreißen von Ruß und sonstigen festen Anteilen. Die Mengenmessung des Abgases erfolgte mittels eines Systems geeichter Kapillaren. Die für den Tierversuch notwendige Strömungsgeschwindigkeit des Luft-Abgasgemisches betrug etwa 4 l/min. Zur Messung der Abgasmengen bedienten wir uns wieder der Strömungsmanometer (vgl. S. 10). Diese enthielten jetzt drei mit Hähnen einzeln absperrbare Kapillaren. Mittels dieser Kapillaren war es möglich, Strömungsgeschwindigkeiten zwischen 4 und 2000 ccm Abgas/min mit ausreichender Genauigkeit bei einem Ölstanddruck von 50—400 mm an demselben Ölmanometer zu messen und Abgas-Luft-Gemische von 0,1—50% Abgasgehalt herzustellen: Mittels der Kapillaren *a* bzw. *a'* 4—40 ccm Abgas/min, 0,1—1% Abgas im Gemisch entsprechend, *b* bzw. *b'* 40—400 ccm Abgas/min 1—10% und *c* bzw. *c'* 400—2000 ccm Abgas/min, 10—50% Abgas im Gemisch entsprechend. Vor den Kapillaren befand sich ein Hg-Sicherheitsventil sowie ein Hg-Manometer zur Druckkontrolle der Abgase. In die Zuleitung war ein mittels Schlauch und Quetschhahn verschlossenes T-Stück eingesetzt, durch das ein Teil der Abgase in eine besondere[1] Abzugsleitung abgezweigt werden konnte. Durch entsprechende Drosselung mittels Quetschhähnen war eine sehr empfindliche Regulierung des Abgasstromes bei der Dosierung möglich.

Die den Abgasen vor ihrem Eintritt in die Rezipienten beizumengende Luft wurde der Preßluftleitung entnommen und direkt verwendet. Zur Mengenmessung der zugesetzten Luft bedienten wir uns einer entsprechenden, aber nur eine Meßkapillare enthaltenden Apparatur, da der Luftstrom nur in geringen Grenzen geändert wurde. Die Versuchstiere befanden sich, wie bereits erwähnt, in Glasrezipienten, die mit beiden Meßvorrichtungen in Verbindung standen. Der Gasstrom wurde so geregelt, daß 4 l/min Luft-Abgas-Gemisch durch den Rezipienten hindurchgingen.

Die den Rezipienten verlassenden Gase wurden in eine zum Abzug führende Schlauchleitung geleitet[1]. Durch ein Thermometer erfolgte die Kontrolle der Gasgemischtemperatur. Die Rezipienten bestanden aus zwei Glasstutzen mit gefetteten Schliffrändern, die nach Einbringen der Versuchstiere mit Hilfe einer hölzernen Auflagevorrichtung gasdicht aneinander gepreßt wurden.

Lichtbilder des Versuchsstandes. Die folgenden Abbildungen mögen die von uns für die direkten Abgas-Tierversuche benutzten Versuchsapparaturen im Lichtbild veranschaulichen:

Abb. 12 zeigt ein Gesamtbild des Kühlersystems (vom Motor aus gesehen) während eines Versuches. Abgasdosierapparatur und die in

[1] Um die Gefahr auszuschließen, daß durch auftretende Druckdifferenzen Abgase aus diesen Abzweigen von einer Leitung in eine andere Leitung gelangen könnten, wurde für jedes Gas der einzelnen Abnahmestellen eine besondere unabhängige Abzugsleitung vorgesehen.

Benutzung befindlichen Analysenkontrollstellen (Orsatapparate) dabei von hinten aus gesehen.

Abb. 13 zeigt die Dosierapparatur mit den beiden Rezipienten und den Versuchstieren in Betrieb. Hinter der Dosiervorrichtung befinden sich die Analysenkontrollstellen (vgl. auch Abb. 12), im Hintergrunde teilweise verdeckt das Kühlgefäß des —80°-Kühlers sowie der Kohlensäurewäscher.

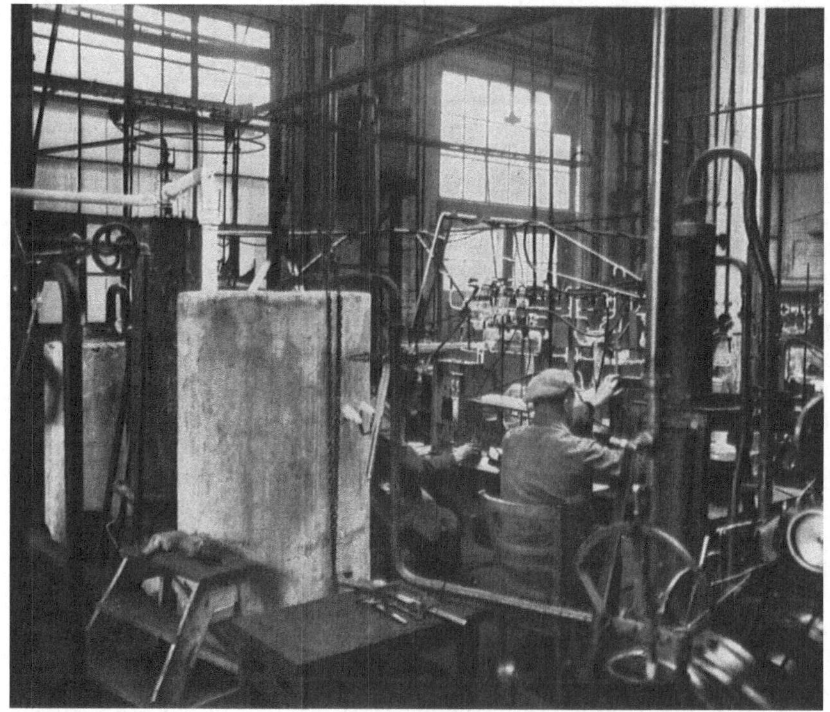

Abb. 12.

Abb. 14 gibt einen Überblick über den Versuchsraum. Das Kühlersystem ist von den im Vordergrunde befindlichen Versuchsapparaturen verdeckt.

c) Versuchsgang.

Inbetriebsetzen (vgl. Abb. 11). Der Motor wurde in Betrieb gesetzt und auf die gewünschte Drehzahl, Belastung und Kühlwassertemperatur einreguliert, was etwa 5 Minuten beanspruchte. Während dieser Zeit gingen die Abgase des Motors fast sämtlich aus dem Abzweig *D* direkt in die Hauptabzugsleitung. Inzwischen waren durch das Ansatzrohr *M* der Laugenpumpe *L* etwa 20 l 50% iger Kalilauge angesaugt und durch den Kühler *O* in den Waschturm *H* gedrückt worden. Durch dauerndes

Betätigen der Pumpe *L* wurde die unten am Waschturm sich ansammelnde Lauge wieder durch den Kühler *O* hindurch dem Wäscher zur Berieselung zugeführt. Jetzt wurde der Abzweig *D* geschlossen, nachdem vorher Ventil *G* ganz geöffnet worden war und die Abgase durch das Kühlersystem geleitet. Durch Kühler *C* strömte Leitungswasser. Das Isoliergefäß *F* des Kühlers *E* war vor Beginn der Versuche mit etwa 100 l Alkohol beschickt worden, in den der aus etwa 40 großen Stahlflaschen

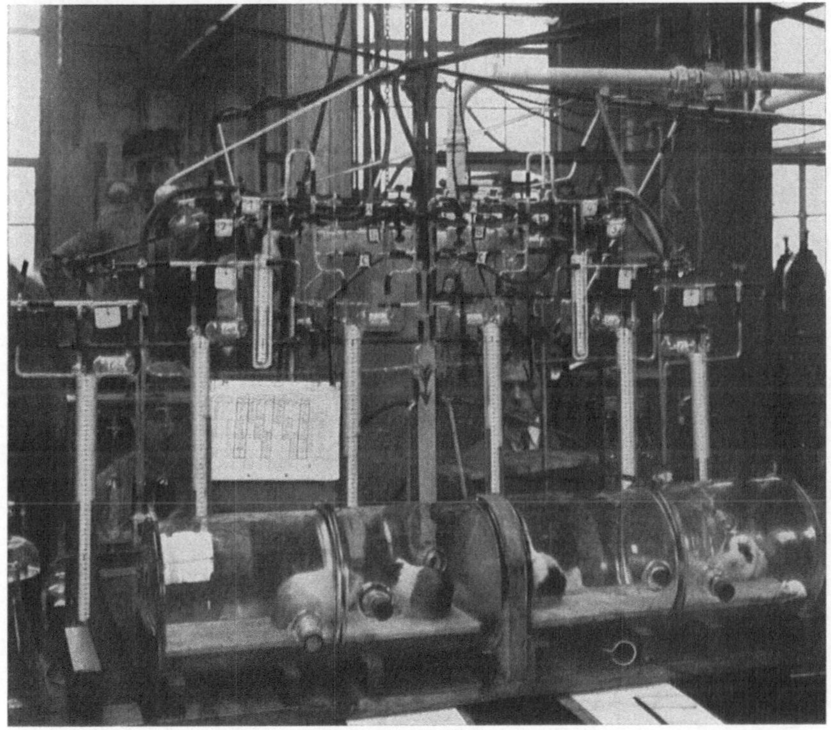

Abb. 13.

Kohlensäure gewonnene Kohlensäureschnee eingetragen worden war, so daß ein nicht zu dicker Schlamm, der den Kühler gerade bedeckte, entstand. Die Temperatur des Kühlers *E* betrug dann etwa —80°. Das Ventil *G* wurde so einreguliert, daß das Strömungsmanometer *K* einen Ausschlag, 100 l/Gas/min entsprechend, anzeigte. Nachdem nun etwa 10 Minuten lang im Wäscher *H* von Kohlensäure befreites Abgas durch den noch nicht gekühlten Kühler *J* gegangen war, wurde durch Eingießen von flüssigem Stickstoff in das Isoliergefäß *F* der Kühler *J* allmählich auf etwa —196° gekühlt. Hierzu waren etwa 80 l flüssiger Stickstoff notwendig.

Durch dauerndes Nachfüllen von Kohlensäureschnee sowie von

flüssigem Stickstoff wurde für Einhalten der Kühltemperaturen[1] während der Versuchsdauer gesorgt[2].

Laufende Kontrolle des Versuches. So wurde unter ständiger Kontrolle des Motors, der Kühlertemperaturen, der Abgasströmungsgeschwindigkeit durch den Kühler *J* bei *K* usw. der Versuch insgesamt etwa 6—8 Stunden fortgesetzt.

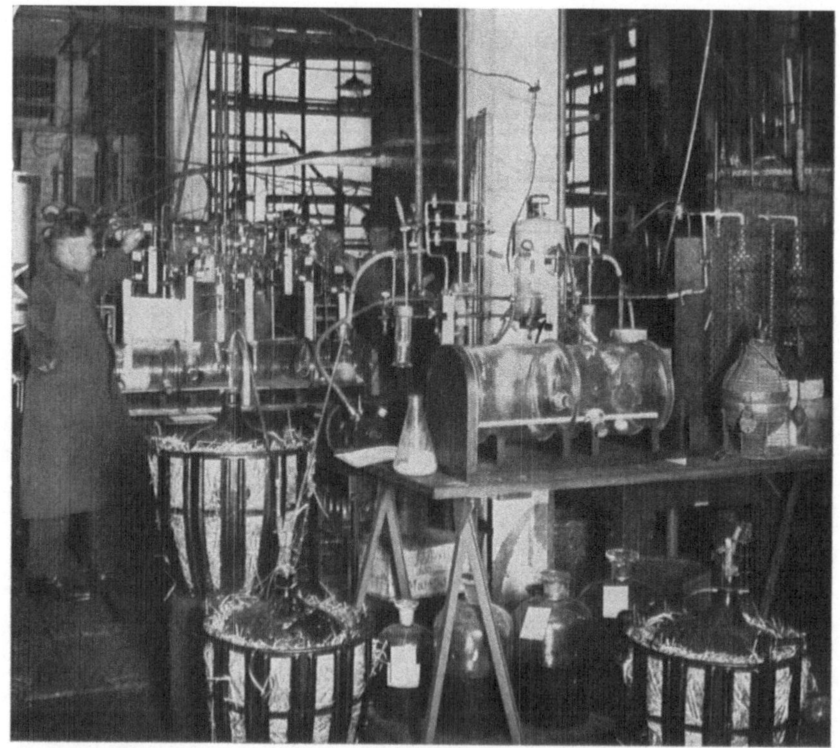

Abb. 14.

d) Abgas-Inhalationsversuche bei Leerlauf des Motors.

Tierversuche bei Leerlauf. Aus der Literatur ist bekannt und orientierende Versuche bestätigten, daß beim leerlaufenden Explosionsmotor

[1] Infolge konstruktiver Schwierigkeiten mußten die Temperaturmeßstellen hinter dem —80° und —196°-Kühler außerhalb der Kühlbäder ziemlich weit oberhalb des Gasaustrittes aus dem Kühler in der Abgasleitung sitzen. Auf diese Weise waren die gemessenen Temperaturen der Abgase nie so tief, als der Kühlbadtemperatur entsprach, da sich die austretenden Gase auf ihrem Weg zur Meßstelle wieder aufwärmten. Daß trotzdem die Abgastemperaturen annähernd den angegebenen Temperaturen entsprachen, zeigten Vorversuche.

[2] Zu jedem Versuch wurden etwa 400 l Kohlensäureschnee und 200 l flüssiger Stickstoff verbraucht.

Kohlenoxyd der für akute Wirkungen toxikologisch wichtigste Bestandteil der Abgase ist. Bei der Untersuchung der Wirkung der Abgase auf den tierischen Organismus mußten, um neben der toxischen Wirkung des CO auch noch die etwaigen Wirkungen anderer Stoffe beobachten zu können,

1. möglichst CO-widerstandsfähige Tiere verwendet,

2. der Gehalt der Luft an Abgas so hoch gewählt werden[1], als es die Toleranzgrenze gegen CO bei den verwendeten Tieren zuließ.

So war zu erwarten, daß auch von den übrigen Bestandteilen der Abgase Konzentrationen in der Einatmungsluft erhalten wurden, die eine Beobachtung eventueller toxischer Wirkungen gestatteten.

Auf Grund dieser Überlegungen wurden die Versuche mit Meerschweinchen und weißen Mäusen bei einer Lufttemperatur von 18—20° C ausgeführt, da diese Tierarten bei kühler Zimmertemperatur und infolge Herabsetzung ihres Stoffwechsels bei CO-Vergiftung CO-Konzentrationen von 0,6% 3 Stunden lang ertragen und hierbei nur bewußtlos werden.

Vorversuche. Zur Orientierung führten wir einige Vorversuche aus. Wir wählten für diese Vorversuche das Gas der Abnahmestelle 4, an welchem nur noch die reine CO-Giftwirkung zu beobachten war, da sämtliche kondensierbaren Anteile bereits aus dem Abgas entfernt waren. Diese Versuche zeigten, daß bei einer 0,3%igen CO-Konzentration weder Meerschweinchen noch weiße Mäuse während einer Versuchsdauer von zwei Stunden stärkere Vergiftungssymptome zeigten, daß jedoch jede Steigerung des CO-Gehaltes über 0,3% zu Krampfanfällen, Ataxie oder Narkose führte und bereits aus diesen Symptomen der Anstieg der CO-Konzentration in der Luft festgestellt werden konnte.

Katzen, Kaninchen und Vögel wurden wegen ihrer Empfindlichkeit gegen CO nur in Vorversuchen verwandt.

Der Verlauf der toxischen Wirkungen war bei den Versuchen im allgemeinen folgender:

Zunächst saßen die Tiere still da, atmeten ruhig und wischten nur auffällig häufig das Maul. Während die Meerschweinchen sich wenig bewegten, waren die Mäuse sehr unruhig und liefen im Rezipienten ständig hin und her. Sehr bald zeigte sich bei den Mäusen Unsicherheit der Bewegungen: an den Kanten des Bodenbrettes im Rezipienten rutschten sie ab und gewannen das Gleichgewicht nur langsam zurück (leichte Ataxie).

Bei Zunahme der Ataxie zeigte sich Schwanken beim Laufen der Mäuse und bei den Meerschweinchen Schwanken im Sitzen. Wurden

[1] Wir zogen diese Verdünnung der Abgase zur Ausschaltung der akuten CO-Wirkung dem Herauswaschen des CO aus den Abgasen mittels Kupfer-1-Chlorid-Lösung oder fraktionierter Verbrennung über Palladiumasbest vor, da solche chemische Behandlung die leicht kondensierbaren organischen Verbindungen aus dem Abgas zum Teil hätte entfernen können.

die Meerschweinchen durch Reizung mit einem Stab veranlaßt, sich zu bewegen, so war ihr Gang unsicher. Diesem Zustand folgte ein schlafähnlicher, in dem die Tiere mit ruhiger Atmung auf der Seite lagen und auf Reize wenig oder gar nicht mehr reagierten (Narkose). Bisweilen traten im Verlaufe des Versuches krampfhafte Zuckungen des ganzen Körpers auf. Wurden die Tiere aus der Glasglocke entfernt und mit Chloroform narkotisiert, so konnten hierdurch die Krämpfe zum Verschwinden gebracht werden. Im Verlaufe von einer halben bis einer Stunde nach Beendigung des Versuches verschwanden die geschilderten Symptome. Während der nächsten 10 Tage wurden bei diesen Tieren keine abnormen Erscheinungen mehr beobachtet.

Versuchsdauer. Die Dauer von 2 Stunden wurde für jeden einzelnen Tierversuch bei Leerlauf des Motors stets eingehalten. Durch die Länge der Beobachtungszeit wurde die Beurteilung der Abgaswirkung insofern erleichtert, als die Beobachtung in einer so langen Zeit von Zufälligkeiten (Unregelmäßigkeiten im Lauf des Motors und dadurch Schwanken im CO-Gehalt der Abgase) unabhängig wurde und ein sicherer Mittelwert zu erzielen war.

Ausführung der Versuche. Nachdem die ersten Analysendaten der Orsatabgasanalysen erhalten worden waren, wurde die Luftzufuhr des Vergasers soweit gedrosselt, bis der CO-Gehalt der Abgase auf 6—7% anstieg. Dann wurden die Analysen einige Male in Abständen von 15 Minuten wiederholt und, nachdem der Verbrennungsvorgang konstant[1] geworden war, mit den Tierversuchen begonnen.

Es wurden immer zwei Tierversuche gleichzeitig angestellt, und zwar

gleichzeitig 2 Stdn. lang { Abgas aus Abnahmestelle 1
„ „ „ 4

daran anschließend:

gleichzeitig 2 Stdn. lang { Abgas aus Abnahmestelle 2
„ „ „ 3

Vor Einsetzen der Tiere wurde schon etwa 10 Minuten lang Abgas-Luft-Gemisch der gewünschten Konzentration durch die Rezipienten geleitet.

Bei einer 0,3%igen CO-Konzentration betrug der Gehalt der Luft an Abgas etwa 5%. Die nachstehenden Tabellen, in denen die Zeitpunkte des ersten Auftretens der jeweils beobachteten Vergiftungserscheinungen eingetragen sind, bringen die bei leerlaufendem Motor gemachten Beobachtungen gesondert für die verschiedenen Abnahmestellen 1 bis 4 sowie für die beiden Versuchstierarten.

[1] Bei Leerlauf des Motors und vor allem, wenn die Luftzufuhr noch gedrosselt wird, ist der Verbrennungsvorgang auch stark durch das Arbeiten der Zündkerzen beeinflußt. Infolge Verrußens und Verölens der Kerzen wird die Zündung in einem oder mehreren Zylindern mitunter verhindert, was sich jedoch meist der Kontrolle entzieht, um so mehr, als ein solches Aussetzen der Zündung oft sehr rasch wieder durch Sauberbrennen der Kerzen während des Laufes behoben wird. Jedenfalls treten auf diese Weise CO-Schwankungen mitunter in den Abgasen auf.

(Die Ergebnisse werden am besten zum Vergleich auf die erste Spalte der Tabelle bezogen, aus der die reine CO-Wirkung zu ersehen ist.)

Versuchstiere: weiße Mäuse.
(Zeitangabe in Minuten.)

Abnahmestelle 4		Abnahmestelle 3		Abnahmestelle 2		Abnahmestelle 1	
Zeit	Beobachtungen	Zeit	Beobachtungen	Zeit	Beobachtungen	Zeit	Beobachtungen
			Brennstoff B.				
18 70 120	Die Tiere sitzen ruhig da. leichte Ataxie. Zustand unverändert.		wie bei 4.	20 50 100 120	Die Tiere sitzen ruhig da. leichte Ataxie. Ataxie. Ataxie.		wie bei 2.
			Brennstoff B_z.				
20 80 120	Die Tiere sitzen ruhig da. leichte Ataxie. Zustand unverändert.		wie bei 4	20 65 120	Die Tiere sitzen ruhig da. leichte Ataxie. Zustand unverändert.	20 50 90 120	Die Tiere sitzen ruhig da. leichte Ataxie. Ataxie. Ataxie.
			Brennstoff C.				
20 35 93 120	Die Tiere sitzen ruhig da. leichte Ataxie. Zustand unverändert. Zustand unverändert.	20 35 70 90 120	Die Tiere sitzen ruhig da. leichte Narkose, bei Reizung ataktische Bewegungen. Zustand unverändert. Narkose und Ataxie. Zustand unverändert.	20 35 70 120	Die Tiere sitzen ruhig da. Narkose, bei Reizung atakt. Bewegungen. Zustand unverändert. Zustand unverändert.	12 21 35 50 120	Ataxie. Narkose. Bei Reizung atakt. Bewegungen. Zustand unverändert. Zustand unverändert.
			Brennstoff E.				
20 50 70 120	Die Tiere sitzen ruhig da. keine Ataxie. leichte Ataxie. Zustand unverändert.	50 70 120	leichte Ataxie. leichte Narkose bei Reizung ataktische Bewegungen. leichte Narkose, Ataxie.		wie bei 3	25 70 120	leichte Narkose, bei Reizung ataktische Bewegungen. Zustand unverändert. Zustand unverändert.
			Brennstoff G.				
20 43 98 120	Die Tiere sitzen ruhig da. leichte Ataxie. leichte Ataxie. Zustand unverändert.	20 60 120	Die Tiere bei Bewegungen ataktisch. leichte Narkose, bei Reizung ataktische Bewegungen. Zustand unverändert.		wie bei 3	20 60 80 120	leichte Narkose, bei Reizung ataktische Bewegungen. Narkose Narkose, Muskelzittern, leichte Krämpfe. Zustand unverändert.

Versuchstiere: Meerschweinchen.
(Zeitangabe in Minuten.)

Abnahmestelle 4		Abnahmestelle 3		Abnahmestelle 2		Abnahmestelle 1	
Zeit	Beobachtungen	Zeit	Beobachtungen	Zeit	Beobachtungen	Zeit	Beobachtungen
			Brennstoff B.				
20 90 120	Die Tiere sitzen ruhig da. leichte Ataxie. Zustand unverändert.	20 40 90 120	Die Tiere sitzen ruhig da. leichte Ataxie. leichte Ataxie. Zustand unverändert.		wie bei 3		wie bei 3
			Brennstoff B_z.				
20 90 120	Die Tiere sitzen ruhig da. leichte Ataxie. Zustand unverändert.		wie bei 4		wie bei 4	20 40 90 120	Die Tiere sitzen ruhig da. leichte Ataxie. Zustand unverändert. Zustand unverändert.
			Brennstoff C.				
20 40 120	Die Tiere sitzen ruhig da. leichte Ataxie. Zustand unverändert.	20 32 98 120	Die Tiere sitzen ruhig da. leichte Ataxie. leichte Narkose, bei Reizung Ataxie. starke Ataxie.	18 35 70 120	Ataxie. Ataxie. leichte Narkose, bei Reizung Ataxie. Zustand unverändert.	18 35 70 120	Ataxie. Ataxie. leichte Narkose, bei Reizung Ataxie. Narkose.
			Brennstoff E.				
20 90 120	Die Tiere sitzen ruhig da. leichte Ataxie. Zustand unverändert.	75 100 120	leichte Ataxie. zunehmende Ataxie. Ataxie.	75 120	leichte Narkose. Bei Reizung ataktische Bewegungen. Zustand unverändert.	25 70 120	leichte Ataxie. Narkose, bei Reizung ataktische Bewegungen. Zustand unverändert.
			Brennstoff G.				
45 98 120	leichte Ataxie. leichte Ataxie. Zustand unverändert.	25 75 105 120	leichte Ataxie. zunehmende Ataxie. Muskelzittern. Starke Ataxie. Zustand unverändert.		wie bei 3	25 43 68 95 120	leichte Ataxie. zunehmende Ataxie, Muskelzittern. Zustand unverändert. Seitenlage, Krämpfe. Zustand unverändert.

Ergebnisse.

Aus diesen Versuchen ergibt sich, daß in den Abgasen aller untersuchter Betriebsstoffe neben Kohlenoxyd noch andere Stoffe enthalten sind, deren Wirkungen sich besonders an der Abnahmestelle 1 unter den geschilderten Versuchsbedingungen durch ein früheres bzw. stärkeres Auftreten von Ataxie und Narkose (B, B_z, C und E), sowie von Ataxie, Narkose und Krämpfen (G) äußern.

e) Abgas-Inhalationsversuche bei Vollast des Motors.

Tierversuche bei Vollast. Da infolge der vollständigeren Verbrennung der Brennstoffe bei Vollast des Motors kein oder nur sehr wenig (bis 0,3%) CO in den Abgasen enthalten war, gestalteten sich die Abgastierversuche bei Vollast etwas anders als bei Leerlauf. Auch hier wurden, nachdem die Analysen der Abgase konstante Ergebnisse geliefert hatten, die Abgase im gewünschten Verhältnis mit Luft gemischt und das Gemisch schon 10 Minuten durch die Rezipienten geleitet, bevor die Versuchstiere eingesetzt wurden.

Die beim Tierversuch angewendete Abgaskonzentration konnte jedoch infolge des geringen Gehaltes an CO erhöht und gleichzeitig auch die Versuchsdauer verkürzt werden.

Die Vollastversuche wurden in einstündiger Versuchsdauer durchgeführt, wobei während der ersten halben Stunde eine Abgaskonzentration von 10% gewählt wurde, für den Rest der Versuchsdauer eine solche von 15%. Hierbei wurde eine störende Wirkung durch ein zu hohes Ansteigen der Kohlensäurekonzentration vermieden.

Es wurden wieder die Versuche in folgender Reihenfolge vorgenommen:

gleichzeitig 1 Std. lang { Abgas aus Abnahmestelle 1
„ „ „ 4

gleichzeitig 1 Std. lang { Abgas aus Abnahmestelle 2
„ „ „ 3

(Zeitangabe in Minuten.)

Weiße Mäuse					Meerschweinchen				
Abnahmestellen 4		3	2	1	Abnahmestellen 4		3	2	1
Zeit	Beobachtungen				Zeit	Beobachtungen			
	Brennstoff B.								
30	Die Tiere sitzen ruhig da. (10% Abgase.)	Wie bei 4			30	Die Tiere sitzen ruhig da. (10% Abgase.)	Wie bei 4		
60	Die Tiere sitzen ruhig da. (15% Abgase.)				50	leichte Ataxie. (15% Abgase.)			
					60	Zustand unverändert.			
	Brennstoff B_z.								
30	Die Tiere sitzen ruhig da. (10% Abgase.)	Wie bei 4			30	Die Tiere sitzen ruhig da. (10% Abgase.)	Wie bei 4		
50	Mattigkeit der Tiere. (15% Abgase.)				50	Keine Störungen wahrnehmbar. (15% Abgase.)			
60	Zustand unverändert. (20% Abgase.)				60	leichte Ataxie. (20% Abgase.)			
	Brennstoff C.								
30	Die Tiere sitzen ruhig da. (10% Abgase.)	Wie bei 4			30	Die Tiere sitzen ruhig da. (10% Abgase.)	Wie bei 4		
45	Mattigkeit der Tiere. (15% Abgase.)				50	Leichte Ataxie (15% Abgase.)			
60	Zustand unverändert.				60	Zustand unverändert.			

(Zeitangabe in Minuten.)

Weiße Mäuse					Meerschweinchen				
Abnahmestellen					Abnahmestellen				
4		3	2	1	4		3	2	1
Zeit	Beobachtungen				Zeit	Beobachtungen			
Brennstoff E.									
30	Die Tiere sitzen ruhig da. (10% Abgase.)	Wie bei 4			30	Die Tiere sitzen ruhig da. (10% Abgase.)	Wie bei 4		
60	Die Tiere sitzen ruhig da. (15% Abgase.) Zustand unverändert.				45	Leichte Ataxie. (15% Abgase.)			
					60	Zustand unverändert.			
Brennstoff G.									
30	Die Tiere sitzen ruhig da. (10% Abgase.)	Wie bei 4			30	Die Tiere sitzen ruhig da. (10% Abgase.)	Wie bei 4		
40	Mattigkeit der Tiere. (15% Abgase.)				40	Leichte Ataxie. (15% Abgase.)			
60	Zustand unverändert.				60	Zustand unverändert.			

Die Versuche zeigten, daß selbst eine 15%ige Abgaskonzentration im Laufe von einer halben Stunde keine schwereren Vergiftungserscheinungen verursachte.

Die Art der bei diesen Vollastversuchen beobachteten Intoxikationserscheinungen wird bei der Schilderung der folgenden Versuche, bei denen die kondensierten Abgase verdampft und, der Luft in abgemessenen Mengen zugesetzt, von den Versuchstieren eingeatmet wurden, eingehender besprochen und analysiert werden.

3. Tierversuche mit Abgaskondensaten.

a) Kondensatgewinnung.

Nach Beendigung der direkten Abgas-Tierversuche wurde die Apparatur zur Kondensatgewinnung noch weiter in Betrieb gelassen und, um eine möglichst große Ausbeute an Kondensaten zu bekommen, erst stillgelegt, wenn der Versuch seit Ingangsetzen des Motors 6 Stunden lang gelaufen war.

Durch Lösen einer Verschraubung (vgl. Abb. 13) hinter dem —196°-Kühler *J* wurde der Kühler von der zum Staurohr *K* führenden Leitung abgetrennt und an Stelle der Leitung ein mit Hahn zu verschließendes Rohrstück aufgeschraubt, während noch immer Abgas durch den Kühler strich[1]. Der Hahn vor und hinter dem Kühler *J* wurde dann

[1] Da der Kühler *J* mit flüssigem Stickstoff gekühlt war, so hat der Sauerstoff der Luft, da sein Partialdruck in der Luft erheblich höher als sein Dampfdruck bei der Temperatur des flüssigen Stickstoffes ist, das Bestreben, sich im Kühler *J* zu verflüssigen, falls unvorsichtigerweise eine Verbindung mit der Außenluft hergestellt wird, ohne daß Abgas durch den Kühler geht. Eine solche Kondensation von flüssigem Sauerstoff zu den im Kühler *J* zurückgehaltenen Kohlenwasserstoffen aus den Abgasen könnte zu Explosionen führen. Zur Kühlung des Gefäßes *J* hätte man natürlich auch, wie bei unseren früheren Versuchen im kleinen Maßstab, flüssige Luft benutzen können, was die Gefahr einer Sauerstoffkondensation zwar ausgeschlossen, dagegen die viel größere Unsicherheit mit sich gebracht hätte,

abgeschlossen und gleichzeitig das Ventil *G* wieder völlig geöffnet, damit in dem übrigen Kühlersystem kein großer Staudruck entstehen konnte. Dann wurde der Motor abgestellt, das letzte Kondensat aus dem $+15°$-Kühler abgelassen und die Gefäße *E* und *J* durch Lösen der Verschraubungen von der übrigen Apparatur getrennt.

Kondensat $+15°$. Das alle 15 Minuten aus dem $+15°$-Kühler abgelassene Kondensat wurde in einer Flasche gesammelt. Im Laufe von 6 Stunden entstanden bei Leerlauf etwa 8 l, bei Vollast etwa 20 l einer meist schwach gelb gefärbten, bei Leerlauf mit viel Ruß durchsetzten wässerigen Flüssigkeit. Dieses Kondensat gelangte filtriert und unfiltriert zu Injektionsversuchen oder, in einer besonderen Verdampferapparatur (vgl. S. 29) verdampft, zu Respirationsversuchen.

Kondensat $-80°$. Das Gefäß *E* wurde mittels Flaschenzug aus dem Kühlbad herausgezogen. Das beim Erwärmen des Kühlers auf Zimmertemperatur[1] abtauende Kondensat sammelte sich am Boden des Gefäßes an und konnte abgelassen werden. Wattepfropfen in den offenen Enden der Ansatzrohre des Kühlers *E* verminderten während des Auftauens die Zirkulation der Außenluft und damit die Kondensation von Wasserdampf im Innern des Kühlers. Nach Ablassen des Kondensates wurde durch den Kühler *E* ein kräftiger Strom Preßluft zur Trocknung durchgeblasen.

Nach sechsstündiger Versuchsdauer wurden an $-80°$-Kondensat erhalten:

bei Leerlauf etwa 1,5 l,
„ Vollast „ 3,0 l.

Das Leerlaufkondensat zeigte stets eine Bildung von 2 Schichten, eine untere „wässerige Schicht" und eine obere „Brennstoffschicht"[2], wogegen das Vollastkondensat eine homogene Flüssigkeit bildete. Die Farbe aller Kondensate war dunkelrotbraun, mitunter heller. Die Leerlaufkondensate wurden durch Abpipettieren in die 2 Schichten getrennt. Die beiden Teile jedes Leerlaufkondensates und die Vollastkondensate gelangten dann filtriert und unfiltriert direkt zu Injektionsversuchen, in der besonderen Verdampferapparatur im Luftstrom verdampft, zu Respirationsversuchen.

Kondensat $-196°$ (nur bei Leerlauf)[3]. Dieses Kondensat enthält (vgl. die chemischen Untersuchungen) die leichtest flüchtigen Kohlen-

daß durch eine Undichtigkeit des metallenen Kühlgefäßes (die bei der starken Beanspruchung des Materiales bei der Abkühlung stets auftreten kann) flüssige Luft zu den Kondensaten gedrungen wäre.

[1] Ein Verlust an Kondensat beim Erwärmen auf Zimmertemperatur ist nicht zu befürchten, da sich hier (vgl. die chemischen Untersuchungen) nur Substanzen relativ kleinen Dampfdrucks kondensieren.

[2] Diese Brennstoffschicht entspricht in ihrer Zusammensetzung, wie eine spätere Untersuchung der physikalischen Daten ergab und wie auch durch Tierversuche bewiesen wurde, fast genau dem bei den Versuchen verwendeten Betriebsstoff, rührt also von unverbrannt bei Leerlauf vom Motor ausgestoßenem Brennstoff her.

[3] Bei Vollastversuchen erübrigt sich eine Aufarbeitung des im $-196°$-Kühler gewonnenen Kondensats, da, wie wir früher nachgewiesen haben, die zu erwartende Kondensatmenge im Vergleich zu einem Leerlaufversuch nur sehr klein ist und sich grundsätzlich nicht unterscheidet.

wasserstoffe. Zur Gewinnung dieser Anteile aus dem Kühler *J* war eine besondere Hilfsapparatur (Abb. 15) notwendig, in der das Kondensat gasförmig in hochkonzentrierter Form gewonnen wurde.

Kühler *J* wurde mittels starkwandigen Gummischlauches mit den 3 (je 2 l großen) mit 50%ig. Kalilauge gefüllten Waschflaschen *B* verbunden; die Waschflaschen standen weiter mit dem etwa 1000 l fassenden Glockengasometer *C* in Verbindung, der mit gesättigter Kochsalzlösung beschickt war. Auf der anderen Seite war *J* mit einer Stickstoffbombe verbunden, von der aus nach Öffnen der Hähne bei *A* und *D* sowie nach Lösen der Schlauchverbindung mit dem Hahn *E* des Gasometers diese Apparatur mit Stickstoff ausgespült wurde. Dann wurde der Gasometer angeschlossen, Hahn *A* geschlossen, der Stickstoffstrom abgestellt und der Kühler *J* langsam aus dem mit flüssigem

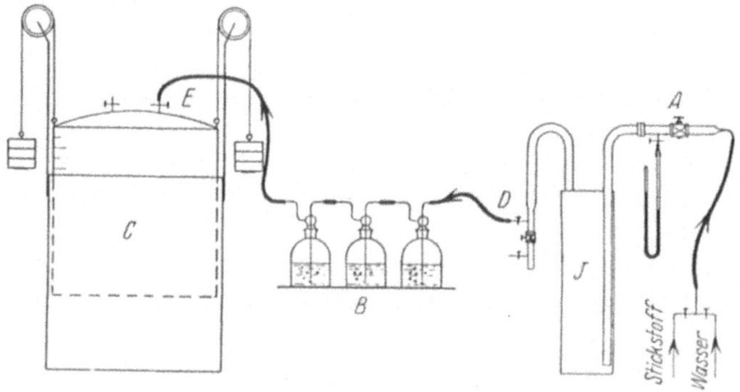

Abb. 15.

Stickstoff gefüllten Isoliergefäß mit Hilfe eines Flaschenzuges herausgehoben. Wenn der Druck im Gefäß *J* einige Zentimeter Hg erreicht hatte (am Manometer abzulesen), wurden *D* und *E* geöffnet. Das bei Erwärmen des Kühlers aus dem vergasenden Kondensat im Gefäß *J* entstehende Gas strömte durch die Waschflaschen *B*[1] in den Gasometer *C*. Nachdem *J* sich völlig auf Zimmertemperatur erwärmt hatte, was etwa 2 Stunden in Anspruch nahm, wurde von *A* Kochsalzlösung in *J* gedrückt und so der gesamte Gasinhalt des Kühlers noch in den Gasometer übergeführt.

Der weitaus größte Teil des Gasometerinhaltes bestand aus CO.

Zur Entfernung des CO aus den —196°-Kondensaten wurde folgender Weg[2] eingeschlagen:

Aus *C* (vgl. Abb. 16) wurden die Gase zu zwei hintereinander-

[1] Die nochmalige Wäsche der Abgaskondensate mit Kalilauge entfernte die letzten Spuren der durch den Waschturm der Kondensatgewinnungsapparatur eventuell mitgerissenen und im Kühler *J* zurückgehaltenen Kohlensäure aus den Kondensaten.

[2] Es wäre auf experimentell einfacherem Wege möglich gewesen, das CO dadurch zu entfernen, daß nach Versuchsende der noch im flüssigen Stickstoffbad stehende Kühler *J* solange evakuiert wird, bis kein Gas mehr abzupumpen ist. Diese Methode bringt jedoch die Gefahr mit sich, daß einerseits infolge eventueller

geschalteten mit flüssigem Stickstoff gekühlten gläsernen Kondensationsgefäßen G_1 und G_2 (je 500 ccm Inhalt) geleitet. Diese Gefäße standen miteinander und mit einem etwa 30 l fassenden, mit Salzwasser gefüllten Gasometer *H* in Verbindung und konnten über eine Sonderleitung evakuiert werden. Im Laufe von etwa 5 Stunden wurde der gesamte Gasometerinhalt durch die gekühlten Gefäße G_1 und G_2 (G_2 dient als Sicherheitsgefäß, um durch G_1 hindurchgerissene Kondensate zurückzuhalten) mittels einer Ölpumpe gesaugt und dabei der Druck in den Gefäßen G_1 und G_2 so geregelt (Drosselung der entsprechenden Hähne), daß er stets nur einige Zentimeter Hg betrug (am Manometer *K* zu beobachten). Hierdurch wurde eine Kondensation von Kohlenoxyd vermieden, so daß nur die anderen Kondensatanteile in den Kondensationsgefäßen zurückblieben.

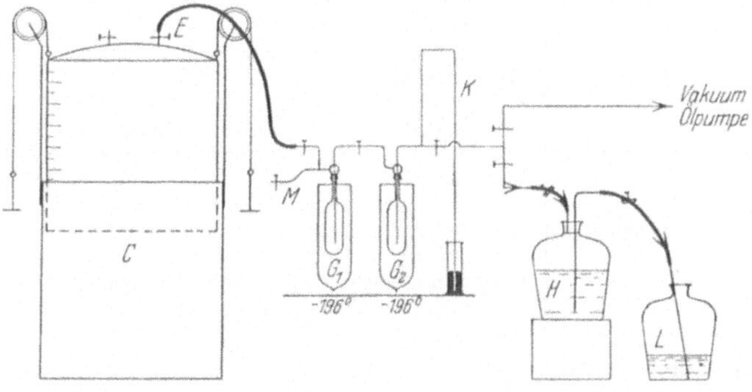

Abb. 16.

Nachdem der Gasometer entleert war, wurde er abgeschlossen, die restliche Apparatur evakuiert und die Kühlgefäße G_1 und G_2 entfernt, wobei das bei der Erwärmung vergasende Kondensat nach Öffnen der entsprechenden Hähne in den Gasometer *H* strömte. Der die Gefäße G_1 und G_2 dann noch bis Atmosphärendruck anfüllende Gasanteil wurde zum übrigen Gas in den Gasometer *H* gedrückt, indem vermittels einer Niveaukugel vom Ansatz *M* her die Gefäße G_1 und G_2 mit Salzwasser gefüllt wurden. Der Gasometer *H* wurde dann abgenommen, durch Quetschhähne und durch Glasstöpsel in den Ansatzschläuchen bis zur Weiterverwendung des Gasinhaltes verschlossen.

b) Inhalationsversuche mit den Abgaskondensaten.

Die Apparaturen zur Verdampfung der flüssigen Kondensate und zur Dosierung der gasförmigen Kondensate entsprachen den früher beschriebenen.

geringer schon vorhandener oder erst beim Kühlen des Gefäßes auftretender Undichtigkeiten flüssiger Stickstoff in größerer Menge aus dem Kühlbad in das Gefäß *J* oder andererseits durch Undichtigkeiten außerhalb des Kühlbades Luftsauerstoff eingesaugt werden kann, der, wenn auch nur für Augenblicke vielleicht kondensiert, mit den Kohlenwasserstoffen des Kondensates zu Explosionen führen kann.

Für die Entnahme des als Gas erhaltenen Anteiles bemerken wir noch, daß er mittels Salzwassers in die Dosierapparatur gedrückt wurde. Die Mengenmeßeinrichtung bestand aus 4 Kapillaren, die so geeicht waren, daß mit ihnen Gas-Luft-Gemische von 50% bis 1% Gasgehalt hergestellt werden konnten. Ein Abzweig zur Abnahme von Proben des Gases diente dazu, uns über die Gaszusammensetzung zu orientieren (Absorption mit Br, Verbrennung).

Kondensate + 15°. Da bei diesen Kondensaten Giftwirkungen unter den genannten Versuchsbedingungen nicht nachgewiesen werden konnten, beschränken wir uns hier auf die Wiedergabe eines Untersuchungsergebnisses (Kondensat bei Betrieb mit B).

Kondensat + 15°. Brennstoff B.

Leerlauf	Versuchsdauer	2 Stdn
	Giftkonzentration	15 mg/l
	Beobachtungen	kein Symptom
Vollast	Versuchsdauer	20 Stdn
	Giftkonzentration	15,4 mg/l
	Beobachtungen	kein Symptom

Kondensate —80°.

Leerlauf.

(Brennstoffschicht). Konzentration: etwa 40 mg pro Liter Luft.

(Zeitangabe in Minuten nach Einsetzen der Tiere.)

Zeit	Beobachtungen
	Brennstoff B.
80	Ataxie der Mäuse.
85	Narkose der Mäuse.
101	Ataxie der Meerschweinchen.
116	Zuckungen beider Hinter- und Vorderfüße der Mäuse.
124	Zuckungen der Meerschweinchen über den ganzen Körper.
130	Narkose der Meerschweinchen.
188	Zunahme der Muskelzuckungen bei den Meerschweinchen.
206	Zustand der Meerschweinchen unverändert, Narkose der Mäuse.
215	Zustand unverändert.
	Versuchsende.
	Brennstoff B_Z.
85	Ataxie der Mäuse.
95	Narkose der Mäuse.
107	Ataxie der Meerschweinchen.
124	Narkose und Muskelzuckungen der Mäuse.
130	Muskelzuckungen der Meerschweinchen.
140	Narkose der Meerschweinchen.
180	Zustand unverändert.
	Versuchsende.

Zeit	Beobachtungen
	Brennstoff C.
54	Ataxie einer Maus.
63	Ataxie eines Meerschweinchens, beide Mäuse ataktisch.
82	Ataxie aller Tiere. Mäuse und Meerschweinchen zeigen stoßweise Zuckungen durch den ganzen Körper.
131	Die Zuckungen der Meerschweinchen werden stärker und anhaltender, Narkose der Mäuse und Meerschweinchen.
145	Zustand unverändert.
	Versuchsende.
	Brennstoff E.
132	Keine toxischen Wirkungen wahrnehmbar.
240	Zustand unverändert.
	Versuchsende.
	Brennstoff G.
30	Ataxie eines Meerschweinchens und der Mäuse.
38	Zuckungen und Laufbewegungen der Mäuse. Ataxie des zweiten Meerschweinchens.
47	Zunahme der Ataxie der Meerschweinchen. Narkose der Mäuse.
51	Krampfartige Zuckungen der Meerschweinchen.
53	Narkose der Meerschweinchen.
100	Die Muskelzuckungen der Meerschweinchen halten an.
145	Zustand unverändert.
	Versuchsende.

Trägt man den Zeitpunkt des ersten Auftretens der zu beobachtenden Vergiftungserscheinungen in eine Tabelle ein, so ergibt sich folgendes Bild:

Ergebnisse.

Erstes Auftreten der innerhalb von 155 Minuten zu beobachtenden toxischen Wirkungen der Brennstoffschichtkondensate bei annähernd gleicher Konzentration.

(Zeit in Minuten.)

Versuchstiere	Vergiftungs-erscheinungen	Brennstoffe				
		G	B_z	B	C	E
Weiße Mäuse	1. Ataxie	30	85	80	54	keine
	2. Zuckungen	38	124	116	82	,,
	3. Narkose	47	95	85	131	,,
Meerschweinchen	1. Ataxie	30	107	101	63	keine
	2. Zuckungen	51	130	124	82	,,
	3. Narkose	53	140	130	131	,,

Wässerige Schicht. Infolge der mangelnden Giftwirkung dieser Kondensatanteile unter den geschilderten Versuchsbedingungen begnügen wir uns auch hier mit der Wiedergabe der Untersuchungsergebnisse des bei Betrieb mit Brennstoff B gewonnenen Leerlaufkondensates sowie einer kurzen Übersicht über Versuche, die mit Vollastkondensaten angestellt wurden.

		Brennstoff B	
Leerlauf	Versuchsdauer	2 Std.	2 Std.
	Giftkonzentration	11,3 mg/l	22,5 mg/l
	Beobachtungen	keine Symptome	

		Brennstoffe				
		G	B	Bz	C	E
Vollast	Versuchsdauer	2 Stunden				
	Giftkonzentration	61,0 mg/l	53,5 mg/l	59,6 mg/l	51,9 mg/l	53,3 mg/l
	Beobachtungen	keine Symptome				

Kondensat —196°. Das gasförmige über Salzlösung aufbewahrte Kondensat wurde mit Hilfe der auf S. 40 erwähnten Apparatur untersucht.

Da nach dem Ergebnis unserer früheren chemischen Analyse der weitaus größte Teil der —185° bzw. 196°-Kondensate aus Äthylen bestehen müßte, wurden Vorversuche mit einem Gemisch aus reinem Äthylen und Luft angestellt. Einige Vorversuche zeigten, daß bei einer Konzentration von 40% Äthylen erst nach etwa 30 Minuten leicht narkotische Erscheinungen bei den Versuchstieren (Meerschweinchen und weißen Mäusen) auftreten[1]. Als Konzentration für die Untersuchung im Respirationsversuch wählten wir demgemäß 40% Kondensatgas und 60% Luft. Das Kondensatgas wurde aus dem Gasometer *H* mit der Geschwindigkeit von 1 l/min[2] herausgedrückt, bis nach und nach alles Gas im Gemisch mit Luft in den Rezipienten übergeführt worden war. Hatte die Kondensatmenge nicht für einen Betrieb der Dosierapparatur von 1/2 Stunde ausgereicht, so wurden nach dem Verbrauch des Kondensatgases die Gaszufuhr und der Gasaustritt zum Rezipienten durch Abquetschen der Verbindungsschläuche abgeschlossen und die Tiere noch solange im geschlossenen Rezipienten belassen, bis sie im ganzen 30 Minuten in der 40%igen Kondensatgas-Luft-Atmosphäre zugebracht hatten. Als Versuchstiere dienten 2 Meerschweinchen und 2 weiße Mäuse.

---

[1] Dieser Befund steht in Übereinstimmung mit dem von Wieland 1922 (232) mitgeteilten, wonach 37% Äthylen die untere Grenze für die Wirkung dieses Gases auf weiße Mäuse darstellt. Wie bei den gesättigten, sind auch bei den ungesättigten Kohlenwasserstoffen die höheren Glieder dieser Reihe pharmakologisch wirksamer als die niedrigen; so wirkt Isopropylen nach den Untersuchungen von Davidson 1925, 1926 (26, 27) stärker als Azetylen und Äthylen.

[2] Die Strömungsgeschwindigkeit war geringer als bei den direkten Abgas-Tierversuchen, um bei der geringen zur Verfügung stehenden Kondensatgasmenge (meist nur 5—10 l) eine möglichst lange Versuchsdauer zu erzielen.

Es wurden untersucht:

	Kondensat —196°	Brennstoffe B	Brennstoffe C	Brennstoffe E
Leerlauf	Versuchsdauer	30′	30′	30′
	Gaskonzentration	40 %	40 %	40 %
	Beobachtungen	Keine Vergiftungs-Symptome		

Bei der Sektion waren an den Organen und im Blut keine pathologischen Veränderungen nachweisbar. Toxische Wirkungen waren also unter den gewählten Versuchsbedingungen bei dieser Abgaskondensatfraktion nicht festzustellen.

Ergebnisse.

Unter den gewählten Versuchsbedingungen zeigten:

Kondensate +15°	Leerlauf, Vollast	bei 20 Stunden langer Inhalation keine Giftwirkung.
Kondensate —80°	Leerlauf, wässerige Schicht; Vollast	während des 2 Stunden lang fortgesetzten Versuches keine Giftwirkung.
Kondensate —196°	bei Leerlauf	in 40%iger Konzentration innerhalb der 30 Minuten lang durchgeführten Versuche keine Giftwirkung.
Kondensate —80°	Leerlauf, Brennstoffschicht	die etwas verminderte Giftwirkung der jeweiligen Brennstoffe.

Sämtliche Tiere erholten sich im Verlaufe weniger Stunden und zeigten am nächsten Morgen kein anomales Verhalten mehr. Vergleicht man die Wirkungen der Brennstoffanteile der Leerlaufkondensate —80° mit denen der Betriebsstoffe selbst, so fällt auf, daß die Brennstoffanteile zwar grundsätzlich ebenso wirken wie die Brennstoffe selbst (vgl. S. 34), daß aber diese Wirkungen erst später auftreten als bei Betriebsstoffen. Das langsamere Eintreten der toxischen Wirkungen bei den Brennstoffschichtkondensaten ist darauf zurückzuführen, daß in ihnen, wie die Bestimmung ihrer Siedekurven ergab, nur über etwa 85° siedende Bestandteile enthalten sind, die leichtflüchtigen Anteile also am vollständigsten im Motor verbrannt werden.

Mit diesen Ergebnissen stimmt die Beobachtung überein, daß die niedrigsiedenden Benzinanteile schneller ihre Wirkung auf den Organismus entfalten (Weißenberg 1904 [227]) als die höher siedenden.

c) Injektionsversuche mit den Abgaskondensaten.

Um einen näheren Einblick in die toxikologische Wirkungsweise der in den Kondensaten enthaltenen Stoffe zu gewinnen, wurden in einer neuen Versuchsreihe größere Kondensatmengen den Tieren durch Injektion einverleibt.

Vollast und Leerlauf { Kondensat +15°
„ —80° (obere Schicht: Brennstoffschicht, untere Schicht: wässerige Schicht).

In mehreren Versuchsreihen wurden zunächst die bei Leerlauf sowie bei Vollast gewonnenen Kondensate Meerschweinchen intraperitoneal injiziert, da das Bauchfell eine große Resorptionsfläche darstellt, von der aus die Aufsaugung der injizierten Stoffe schneller und gleichmäßiger als vom Unterhautzellgewebe aus erfolgt.

Kondensate $+15°$. 1,0 ccm Kondensat/100 g Körpergewicht wurden Meerschweinchen injiziert. 48 Stunden nach erfolgter Injektion wurden die Tiere durch Nackenschlag getötet und dann seziert.

Es wurden keinerlei Reizerscheinungen am Bauchfell beobachtet, hingegen traten Schädigungen der Lungen auf. Da die Untersuchungsbefunde bei Verwendung der Kondensate —80° Vollast und der wässerigen Schicht des Kondensates —80° Leerlauf nur sehr wenig von denen der Versuche mit Kondensaten $+15°$ abweichen, seien die Befunde zusammen in der folgenden Übersicht angeführt:

Befunde in der Bauchhöhle[1]: Keinerlei Reizsymptome; auch in den übrigen Organen bei makroskopischer Untersuchung keine Schädigungen.

Befunde an den Lungen. (Wässerige Kondensate.)

<table>
<tr><th rowspan="2">Brennstoff</th><th colspan="2">Vollast</th><th colspan="2">Leerlauf</th></tr>
<tr><th>+ 15°</th><th>— 80°</th><th>+ 15°</th><th>— 80° wässrige Schicht</th></tr>
<tr><td>B bzw. B_z</td><td>Lungen gut aufblasbar, hellrot verfärbte Partien mit Petechien, blutig-schaumige Flüssigkeit auf der Schnittfläche</td><td colspan="3">keine Veränderungen</td></tr>
<tr><td>E</td><td>Lungen gut aufblasbar, dunkelrot verfärbte Partien, blutig-schaumige Flüssigkeit auf der Schnittfläche.</td><td>Lungen gut aufblasbar, dunkelrot verfärbte Partien mit Petechien, blutig-schaumige Flüssigkeit auf der Schnittfläche</td><td colspan="2">keine Veränderungen</td></tr>
<tr><td>C</td><td>Lungen gut aufblasbar, dunkelrot verfärbte Partien. Blutig-schaumige Flüssigkeit auf der Schnitttfläche</td><td>wie Vollast + 15°</td><td colspan="2">keine Veränderungen</td></tr>
<tr><td>G</td><td>Beim Aufblasen der Lungen unvollständige Entfaltung einzelner dunkelrot gefärbter Partien, auf ihrer Schnittfläche blutige Verfärbung (Blutextravasate)</td><td colspan="3">wie Vollast + 15°</td></tr>
</table>

Art und Ausdehnung der beobachteten Lungenbefunde nahmen demnach bei der intraperitonealen Injektion der wässerigen Abgaskondensate in der Reihenfolge Brennstoff B bzw. B_z über E und C bis G an Schwere zu.

[1] Über die Bauchhöhle als Resorptionsfläche organischer Substanzen standen uns zahlreiche Erfahrungen zu Gebote (vgl. Rost 1914 (181).

Weitere Versuche. Der Befund, daß die wässerigen Kondensate keine Reizerscheinungen am Bauchfell verursachen, wurde weiter durch die Beobachtung bestätigt, daß die wässerigen Kondensate von Brennstoff B, ins Kaninchenauge eingeträufelt, keine Schädigungen der Augenbindehaut hervorrufen.

Ferner wurde einigen Kaninchen, von denen abgedrückter Urin vor Beginn des Versuches mit Ferrozyanwasserstoffsäure auf Eiweiß, mit Hainescher Lösung auf Zucker, mit Salpetersäure auf Gallenfarbstoffe geprüft worden war, 2,0 ccm wässeriger Vollast- bzw. Leerlaufabgaskondensate + 15° und —80° von Brennstoff B und C intravenös injiziert. Hierbei traten außer einer im Verlauf von einer 1/2 Stunde vorübergehenden Atmungsbeschleunigung keine Vergiftungserscheinungen auf. Der Urin zeigte 6, 24 und 48 Stunden nach der Injektion keine pathologischen Bestandteile. Der gleiche Befund wurde auch nach der intravenösen Injektion von 5 ccm der genannten Abgaskondensate beobachtet. Bei der Sektion dieser Versuchstiere, die 3 Tage nach der Injektion vorgenommen wurde, zeigten sich bisweilen (jedoch auch bei Verwendung derselben Kondensate in gleicher Dosis nicht regelmäßig) zahlreiche subpleurale Blutungen sowie blutig-schaumige Flüssigkeit in den Lungen.

Diese Blutextravasate treten bei Meerschweinchen schon nach Zufuhr wesentlich geringerer Mengen der wässerigen Abgaskondensate auf als bei Kaninchen, wie die Sektion ergab, die bei einer Reihe der oben geschilderten Einatmungsversuche 24 Stunden nach Beendigung des Versuches vorgenommen wurde und deren Ergebnis in der folgenden Tabelle dargestellt ist:

Lungenbefunde bei Meerschweinchen nach Einatmung der Vollastkondensate —80°.

Brennstoff	Konzentration mg/l Luft	Versuchsdauer (Minuten)	Lungenbefund
B	59,6	120	+
B_z	59,6	120	+
C	51,9	120	++
E	53,3	120	+
G	61,0	120	++

+ = Lungen überall gut aufblasbar, stellenweise dunkelrote Verfärbung mit Petechien und blutig-schaumiger Flüssigkeit auf der Schnittfläche.

++ = Die Lungen entfalten sich an einzelnen, dunkelrot verfärbten Partien unvollständig, auf der Schnittfläche befinden sich Blutextravasate.

Kondensate —80° Leerlauf (Brennstoffschicht). Die oberen Schichten der bei Leerlauf entstehenden —80°-Kondensate, die in der Hauptsache aus unverbrannt ausgestoßenem Betriebsstoff bestehen, wurden in 2 Versuchsreihen untersucht. Es wurden von diesen Kondensaten 0,5 ccm/100 g Körpergewicht Meerschweinchen, in der gleichen Menge Olivenöl gelöst, injiziert, in einer dritten 1,0 ccm/100 g. Nach 48 Stunden wurden die Tiere durch Nackenschlag getötet und seziert. Hierbei zeigten sich nur am Bauchfell und an den Lungen pathologische Veränderungen, während die übrigen Organe bei makroskopischer Untersuchung sich als normal erwiesen.

Befunde in der Bauchhöhle. Dem Benzin- bzw. Benzolcharakter der injizierten Stoffe entsprechend zeigte das Bauchfell Reiz- und Entzündungserscheinungen, die in der nebenstehenden Tabelle dargestellt sind:

Brennstoffe	Wirkung des Kondensates — 80°, Brennstoffschicht
G	+++
C	++
B_z	+
B	+
E	+

\+ = Injektion der Gefäße.
++ = Injektion mit diffuser entzündl. Rötung des Bauchfelles.
+++ = Schwere Peritonitis mit Exsudatbildung.

Die Wirkungen nahmen von G nach E hin ab, wobei sich B_z, B und E gleichartig verhielten.

Befunde an den Lungen. Um die Wirkung der injizierten Stoffe an den Lungen zu prüfen, wurden die Lungen sorgfältig aus der Brusthöhle herausgelöst und aufgeblasen. Hierbei zeigte es sich, daß entweder die Lungen sich gut aufblasen ließen, überall eine gleichmäßige weißlich-hellrosa Farbe aufwiesen und auf der Schnittfläche ebenfalls keinen pathologischen Befund zeigten, oder sie ließen sich zwar überall gleichmäßig aufblasen, zeigten aber an einzelnen Stellen mehr oder weniger ausgedehnte rote Verfärbung mit zahlreichen Petechien und auf der Schnittfläche in diesen Partien blutig-schaumige Flüssigkeit, oder es fanden sich in einzelnen Lungenlappen ausgedehnte dunkelrot verfärbte Partien, die sich nur unvollkommen aufblasen ließen und auf der Schnittfläche nicht mehr eine blutig-schaumige Flüssigkeit, sondern schwere Blutungen in das Lungengewebe aufwiesen[1].

[1] Hämorrhagien in den Lungen sind nach Burgl 1906 (16) wegen ihrer Größe und Ausbreitung charakteristisch für Benzinvergiftung und treten hierbei besonders stark auf, da Benzin zum großen Teil, vielleicht sogar ausschließlich, durch die Lungen ausgeschieden wird. Bei längerer Einwirkung von Benzin auf den Organismus werden auch Blutungen im Magen und an der Nierenoberfläche beobachtet, ferner kommt es zu ausgedehnten nekrotisierenden und entzündlichen Prozessen in den Lungen, sowie bei innerlicher Aufnahme zu entzündlichen Erscheinungen des lymphatischen Apparates des Verdauungskanals. Von seiten des Zentralnervensystems treten bei Inhalation von Benzin auf: Reflexstörungen, sensible Störungen (Paraesthesien), Steigerung der Reflexe, Muskelzittern, klonische Krämpfe, Ataxie, Parese der Hinterbeine, später auch der Vorderbeine, Narkose mit meist rascher Erholung, wenn die Schädigung nur von kurzer Dauer war. Pathologisch-anatomisch finden sich bei der Benzinvergiftung mit der Nisslschen Methode nachweisbare Degenerationserscheinungen an den Ganglienzellen des Großhirns und der überwiegenden Mehrzahl der Nervenzellen des Rückenmarkes. Die akute Benzolvergiftung zeigt in ihren Symptomen weitgehende Analogien mit der Benzinvergiftung, jedoch treten bei ihr die für die zyklischen Verbindungen charakteristischen Krampferscheinungen mehr in den Vordergrund: im Stadium der Ataxie stellen sich — oft stundenlang anhaltende — Zuckungen, die selbst in tiefer Narkose nicht aufhören, sowie Krämpfe klonisch-tonischen Charakters ein. Bisweilen führt eine verhältnismäßig niedrige Dosis plötzlich zum Exitus (wahrscheinlich durch Atemlähmung). Bei der chronischen Benzolvergiftung tritt außerdem fettige Degeneration des Herzens, der Leber, der Nieren und besonders

Befunde an den Lungen.
(Brennstoffschichtkondensate.)

Brennstoff	Kondensat —80° (Brennstoffschicht)
G	Die Lunge entfaltet sich beim Aufblasen an einzelnen ausgedehnten, dunkelrot verfärbten Partien unvollkommen; auf der Schnittfläche dieser Partien zeigt sich, daß schwere ausgedehnte Blutungen in das Lungengewebe aufgetreten sind.
C	Die Lunge entfaltet sich beim Aufblasen an einzelnen, mehr oder weniger ausgedehnten, dunkelrot verfärbten Partien unvollkommen, auf der Schnittfläche dieser Partien dunkelrote Verfärbung des Lungengewebes.
B bzw. B_z	Die Lunge ist gut aufblasbar, einzelne dunkelrot verfärbte Partien sind vorhanden, die auf der Schnittfläche eine blutigschaumige, teilweise auch rein blutige Flüssigkeit zeigen.
E	Die Lunge ist gut aufblasbar, mehr oder weniger ausgedehnte rote Verfärbung mit zahlreichen Petechien, blutig-schaumige Flüssigkeit auf der Schnittfläche.

Die Ausdehnung und Intensität der geschilderten Lungenbefunde nahm in der Reihenfolge von G über C, B bzw. B_z nach E hin ab.

Versuche mit Betriebsstoffen selbst. Zur weiteren Vervollständigung der Untersuchung und zur Kontrolle der S. 60/61 angeführten Ergebnisse wurden noch die Brennstoffe selbst (intraperitoneal in Mengen von je 0,5 ccm/100 g Körpergewicht, in der gleichen Menge Olivenöl gelöst) Meerschweinchen injiziert. Die Ergebnisse entsprachen den S. 60/61 angeführten Befunden der Brennstoffschicht-Injektionsversuche, nur daß die Lungenblutungen bei der 1 Stunde nach erfolgter Injektion vorgenommenen Sektion eine hellrote Farbe zeigten.

Daß übrigens nicht nur bei Injektion der untersuchten Betriebsstoffe und ihrer Abgaskondensate —80°, sondern auch nach ihrer Inhalation in relativ geringen Konzentrationen und bei verhältnismäßig kurzer Einwirkungsdauer recht erhebliche Blutaustritte in den Lungen der Meerschweinchen entstehen, zeigt folgende Tabelle:

	Benutzter Brennstoff	Giftkonzentr. mg/l Luft	Versuchsdauer in Min.	Lungenbefund
Reiner Brennstoff	G	46,6	205	+ +
	B_z	48,2	150	+
Reiner Brennstoff Fraktion bis 100° C	C	67,6	180	+ +
	E	58,3	140	+
Vollastkondensat —80°	G	58,1	120	+ +
,, ,,	B_z	59,6	120	+
,, ,,	C	51,9	120	+ +
,, ,,	E	53,3	120	+

(Zeichenerklärung siehe S. 59.)

der Gefäße auf. Die Folgen der Gefäßschädigung sind Blutungen aus Haut und Schleimhäuten mit sekundärer Anämie.

Auf Grund dieser Versuche erhebt sich die Frage, ob und zutreffendenfalls unter welchen Bedingungen praktisch Konzentrationen von unverbrannt aus dem Motor ausgestoßenen Kohlenwasserstoffen in der Luft entstehen können, deren Einatmung auf die Dauer gesundheitsschädlich ist. Bei Hunden, die nach Haggard 1920 (76) gegen Benzindampf sehr empfindlich sind, werden bei einem Gehalt der Luft von 7—9 Teilen Benzin von nicht näher angegebener Beschaffenheit in 1000 Teilen Luft Unruhe und bei einem Gehalt von 16 Teilen in 1000 Teilen Zuckungen und Ataxie beobachtet. Bei einem von uns angestellten Versuch atmete ein 22 kg schwerer Hund in zweitätigen Abständen jedesmal ein bis zwei Stunden lang im Verlaufe von 27 Tagen Luft ein, die im Durchschnitt einen Teil Benzin auf 1000 Teile Luft enthielt. Abgesehen von den Fällen, bei denen vorübergehend höhere Konzentrationen (bis 2:1000) angewendet wurden und bei denen der Hund unruhig und dyspnoisch wurde, zeigte das Tier bei diesen Versuchen keine Vergiftungserscheinungen. Bei der am 28. Versuchstag vorgenommenen Sektion zeigten sich keine pathologischen Veränderungen an den Organen. Soweit es möglich ist, aus diesem orientierenden Versuch Schlüsse zu ziehen, ergibt sich, daß auch bei häufig wiederholter Einatmung von Benzin in einer Konzentration von 1:1000 eine erkennbare Schädigung der Atmungsorgane nicht eintritt. Wie auf S. 27 angegeben wurde, finden sich normalerweise bei Leerlauf (unvollständige Verbrennung) höchstens 0,3% unverbrannte Kohlenwasserstoffe; da bei Leerlauf aber normalerweise etwa 6% CO in den Abgasen enthalten sind, führt die direkte Einatmung von Abgasen zu schweren akuten Vergiftungserscheinungen, unter Umständen zum Tode. Um diese akute CO-Wirkung zu verhindern, müssen die Abgase auf mindestens das Hundertfache verdünnt werden. Hierbei wird aber gleichzeitig der Gehalt der neben CO noch vorhandenen Substanzen (Kohlenwasserstoffe usw.) so stark verringert, daß akute Gesundheitsschädigungen durch sie nicht hervorgerufen werden dürften.

Zusammenfassung der Ergebnisse. Die Injektionsversuche zeigen die geringe Giftigkeit sämtlicher wässeriger Kondensate. Nur an den Lungen werden Reizerscheinungen beobachtet, die bei G schwererer Natur sind. Auch der Harn der Versuchstiere weist keine pathologischen Bestandteile auf. Dagegen zeigen die oberen (Brennstoff-) Schichten der Kondensate —80° sämtlich starke Giftwirkungen, sowohl in der Bauchhöhle als auch besonders an den Lungen. Auch hier ist die toxische Wirkung bei Brennstoff G am stärksten. Es folgen dann die Kondensate der Brennstoffe C, B, B_z und E. Injektionsversuche mit den Brennstoffen selbst bieten annähernd das gleiche Bild wie die Brennstoffschichten der Kondensate.

Befunde an den Lungen, die bei den früher geschilderten Inhalationsversuchen erhoben wurden, zeigen, daß Lungenschädigungen schon bei viel geringeren Mengen als den injizierten bei Inhalation auftreten können. Eine praktische Bedeutung dürfte diesen Wirkungen jedoch nicht zuzusprechen sein.

d) Blutdruckversuche mit den Abgaskondensaten.

Während in den oben geschilderten Inhalationsversuchen in erster Linie die Wirkung der Abgase auf das Zentralnervensystem beobachtet wurde, ergab sich aus den Injektionsversuchen eine Schädigung des Gefäßsystems, die sich unter den eingehaltenen Versuchsbedingungen an den Lungen zeigte, durch welche die untersuchten Brennstoffe in der Hauptsache ausgeschieden werden. Die wässerigen Kondensate zeigten die gleichen Wirkungen wie die Brennstoffschichtkondensate, aber schwächer. Es ist anzunehmen, daß diese Wirkung auf geringe Mengen Brennstoff zurückzuführen ist, der in den wässerigen Kondensaten noch enthalten ist.

Um die Unterschiede in der Giftigkeit der untersuchten Abgaskondensate auch unter Berücksichtigung ihrer Einwirkung auf die Gefäße zu prüfen, wurde ihre Wirkung auf den Blutdruck unter gleichzeitiger Registrierung der Atmung an Kaninchen (2,2—2,4 kg) bei intravenöser Injektion unter Wiederholung der Versuche untersucht, wobei sich übereinstimmend folgendes Bild ergab.

Wirksame Grenzdosis der blutdrucksenkenden Wirkung.

Abgaskondensat von Brennstoff	Vollast		Leerlauf	
	+ 15°	— 80°	+ 15°	— 80° wässerige Schicht
G	0,2 ccm verd. 1:30	0,5 ccm verd. 1:25	0,2 ccm verd. 1:40	0,4 ccm unverd.
C	0,3 ccm unverd.	0,2 ccm verd. 1:20	0,7 ccm unverd.	0,5 ccm verd. 1:30
E	0,3 ccm unverd.	0,4 ccm verd. 1:10	0,4 ccm verd. 1:20	0,5 ccm unverd.
B_z	0,8 ccm unverd.	0,5 ccm verd. 1:3	1,3 ccm unverd.	0,5 ccm unverd.
B	1,5 ccm unverd.	0,4 ccm verd. 1:10	3,0 ccm unverd.	0,4 ccm unverd.

Die Verdünnung erfolgte mit physiologischer Kochsalzlösung.

Diese Befunde sind deswegen interessant, weil die Zunahme der blutdrucksenkenden Wirkung bei den verschiedenen Kondensaten eine verschiedene Reihenfolge aufweist: Die Kondensate von Brennstoff B bzw. B_z besitzen die geringste Wirkung, dann folgen die von E und C, wobei das Leerlaufkondensat —80° von C auffallend stark blutdrucksenkende Eigenschaften hat und schließlich die Kondensate von G, die im allgemeinen schon bei wesentlich stärkerer Verdünnung als die Abgaskondensate der übrigen Brennstoffe wirken. Anscheinend hängen diese Verschiedenheiten von der Art der bei der Verbrennung der Betriebsstoffe entstehenden aliphatischen bzw. zyklischen Verbindungen und deren Siedepunkt sowie Wasserlöslichkeit ab.

e) Hämolyseversuche mit den Abgaskondensaten.

In der Literatur finden sich zahlreiche, jedoch nicht einheitliche Angaben über Wirkungen des Benzins auf das Blut. Klare 1907 (109) und Jaffé 1924 (94) bestreiten das Zustandekommen einer Hämolyse durch Benzin; Burgl 1906 (16) gibt an, daß das Blut bei Benzinvergiftung flüssig bleibe, wahrscheinlich infolge Auflösung von Erythrozyten, und Dorendorf 1901 (37) berichtet, daß er bei Benzin- und Benzolvergiftung ockerfarbiges bis braunschwarzes Pigment im Blutplasma, in Erythrozyten und vereinzelten Leukozyten gefunden habe und die Entstehung dieses Pigmentes auf eine Toxinwirkung zurückführe, die eine Nekrose und Fragmentierung von Blutkörperchen verursache. In späteren Untersuchungen nehmen Böhme und Köster 1917 (11) diese Fragen wieder auf: Bei Hunden, denen mit der Schlundsonde Benzin in den Magen eingebracht wurde, konnte zwar nicht intravasal, wohl aber in Pleuraergüssen und im Reagensglasversuch Hämolyse beobachtet werden. Desgleichen fanden sie bei Benzinvergiftung beim Menschen im Urin Methämoglobin. Da letzteres im Tierversuch intra vitam nie beobachtet wurde, so nehmen Böhme und Köster an, daß Benzin nur eine Hämaturie zur Folge hat, und daß Methämoglobin erst im Urin gebildet wird.

Auch in den S. 61 geschilderten Einatmungs- und Injektionsversuchen wurde im Blut der darauf untersuchten Tiere niemals eine Braunfärbung und spektroskopisch nie Methämoglobin gefunden, sondern das Blut zeigte stets eine normale Farbe sowie spektroskopisch die für Oxyhämoglobin charakteristischen Absorptionsstreifen.

In Reagensglasversuchen wurde jedoch in Übereinstimmung mit den Befunden von Böhme und Köster eine hämolytische und methämoglobinbildende Wirkung der kondensierten Abgase unter Bedingungen beobachtet, wie sie aus den beiden folgenden Tabellen ersichtlich sind.

Ergebnisse der Hämolyseversuche.

Die hämolytische Wirkung der Vollastkondensate $+15°$ nimmt in folgender Reihe zu: Brennstoff B[1], C, E und G.

Die Vollastkondensate $-80°$ wirken bei Zusatz in den angegebenen Mengen stets hämolytisch.

Das Auftreten der spektroskopisch nachgewiesenen Methämoglobinbildung geht bei den Vollastkondensaten der hämolytischen Wirkung parallel.

Bei den Leerlaufkondensaten $+15°$ ist Methämoglobinbildung in folgender Reihe zunehmend zu beobachten: Brennstoff B (bzw. B_z), C, E und G. Bei den Leerlaufkondensaten $-80°$ tritt sowohl bei der wässerigen als auch bei der Brennstoffschicht unter allen untersuchten Bedingungen Methämoglobin auf (die Kondensate des Brennstoffs B verhalten sich ebenso wie die von B_z).

[1] Brennstoff B_z nicht angeführt, da die gleichen Werte wie bei B.

Leerlaufkondensate

Es wurden gegeben:							
Von 5proz. Blutkörperchen- (Meerschweinchen) Aufschwemmung in 0,9proz. NaCl	2,0	2,0	2,0	2,0	2,0	2,0	2,0
Von 0,9proz. NaCl	2 ccm	1,5 ccm	1,2 ccm	1,0 ccm	0,8 ccm	0,5 ccm	0,0 ccm
Dazu	0 ccm	0,5 ccm	0,8 ccm	1,0 ccm	1,2 ccm	1,5 ccm	2,0 ccm
von:	I. Aqua dest.						
Hämolyse	—	—	—	—	—	+	+
Brennstoff G	II. Kondensat + 15°.						
Hämolyse	—	+	+	+	+	+	+
Methämoglobin . . .	—	+	+	+	+	+	+
	III. Kondensat — 80° (Wässerige Schicht).						
Hämolyse	—	—	+	+	+	+	+
Methämoglobin . . .	—	+	+	+	+	+	+
	IV. Kondensat — 80° (Brennstoffschicht).						
Hämolyse	—	+	+	+	+	+	+
Methämoglobin . . .	—	+	+	+	+	+	+
Brennstoff B bzw. B_z	V. Kondensat + 15°.						
Hämolyse	—	—	—	—	+	+	+
Methämoglobin . . .	—	—	—	—	+	+	+
	VI. Kondensat — 80° (Wässerige Schicht).						
Hämolyse	—	—	+	+	+	+	+
Methämoglobin . . .	—	+	+	+	+	+	+
	VII. Kondensat — 80° (Brennstoffschicht).						
Hämolyse	—	+	+	+	+	+	+
Methämoglobin . . .	—	+	+	+	+	+	+
Brennstoff C	VIII. Kondensat + 15°.						
Hämolyse	—	—	—	+	+	+	+
Methämoglobin . . .	—	—	—	+	+	+	+
	IX. Kondensat — 80° (Wässerige Schicht).						
Hämolyse	—	—	+	+	+	+	+
Methämoglobin . . .	—	+	+	+	+	+	+
	X. Kondensat — 80° (Brennstoffschicht).						
Hämolyse	—	+	+	+	+	+	+
Methämoglobin . . .	—	+	+	+	+	+	+
Brennstoff E	XI. Kondensat + 15°.						
Hämolyse	—	—	—	+	+	+	+
Methämoglobin . . .	—	—	—	+	+	+	+
	XII. Kondensat — 80° (Wässerige Schicht).						
Hämolyse	—	—	—	+	+	+	+
Methämoglobin . . .	—	+	+	+	+	+	+
	XIII. Kondensat — 80° (Brennstoffschicht).						
Hämolyse	—	+	+	+	+	+	+
Methämoglobin . . .	—	+	+	+	+	+	+

Vollastkondensate.

Zuges. Kond. Menge	0 ccm	0,5 ccm	0,8 ccm	1,0 ccm	1,2 ccm	1,5 ccm	2,0 ccm
Brennstoff G	XIV. Kondensat + 15°.						
Hämolyse	—	+	+	+	+	+	+
Methämoglobin . . .	—	+	+	+	+	+	+
	XV. Kondensat — 80°.						
Hämolyse	—	+	+	+	+	+	+
Methämoglobin . . .	—	+	+	+	+	+	+
Brennstoff B bzw. B_z	XVI. Kondensat + 15°.						
Hämolyse	—	—	—	+	+	+	+
Methämoglobin . . .	—	—	—	+	+	+	+
	XVII. Kondensat — 80°.						
Hämolyse	—	+	+	+	+	+	+
Methämoglobin . . .	—	+	+	+	+	+	+
Brennstoff C	XVIII. Kondensat + 15°.						
Hämolyse	—	—	+	+	+	+	+
Methämoglobin . . .	—	—	+	+	+	+	+
	XIX. Kondensat — 80°.						
Hämolyse	—	+	+	+	+	+	+
Methämoglobin . . .	—	+	+	+	+	+	+
Brennstoff E	XX. Kondensat + 15°.						
Hämolyse	—	—	+	+	+	+	+
Methämoglobin . . .	—	—	+	+	+	+	+
	XXI. Kondensat — 80°.						
Hämolyse	—	+	+	+	+	+	+
Methämoglobin . . .	—	+	+	+	+	+	+

Offenbar hängt diese stark methämoglobinbildende Wirkung der Leerlaufkondensate — 80° damit zusammen, daß in diesen Kondensaten die unzersetzten Brennstoffe sich in relativ größeren Mengen finden.

Übersicht über die Hämolyseversuche.

Hämolyse trat auf nach Zugabe von:

Leerlaufkondensat:	1. + 15°	1,2 ccm Kondensat B
		1,0 „ „ C
		1,0 „ „ E
		0,5 „ „ G
	2. — 80° (wässerige Schicht)	1,0 „ „ E
		0,8 „ „ B
		0,8 „ „ C
		0,8 „ „ G
	3. — 80° (Brennstoffschicht)	unter allen Bedingungen.
Vollastkondensat:	1. + 15°	1,0 ccm Kondensat B
		0,8 „ „ C
		0,8 „ „ E
		0,5 „ „ G
	2. — 80°	unter allen Bedingungen.

4. Besprechung der Ergebnisse der toxikologischen Untersuchungen.

Bei den Inhalationsversuchen zeigten sich bei Einhaltung der geschilderten Versuchsbedingungen Ataxie und Narkose bei den Benzinen, bei Brennstoff G traten noch die für die zyklischen Verbindungen charakteristischen Krampferscheinungen hinzu.

Der Beginn der toxischen Wirkung bei Einatmung der Benzine ging ihrer Flüchtigkeit parallel. Umgekehrt trat Erholung der Tiere um so rascher ein, je flüchtiger das betreffende Benzin war.

Die „Brennstoffschicht" der —80°-Kondensate zeigte im wesentlichen die Wirkung der beim Versuch benutzten Brennstoffe. Außerdem hatte sie eine ausgesprochene hämolytische Wirkung.

Die wässerigen Kondensate (+15° und —80°), welche die in den Abgasen in Spuren enthaltenen Verbrennungsprodukte stark angereichert enthielten, zeigten sowohl bei Injektion wie bei Inhalation wesentlich geringere Giftwirkung als die Brennstoffe selbst bzw. die Brennstoffschichten ihrer kondensierten Abgase. Hierbei konnten Unterschiede zwischen den Vollast- und Leerlaufkondensaten nicht beobachtet werden.

24 Stunden nach Beendigung der mit ihnen vorgenommenen Einatmungsversuche zeigten sich bei der Sektion der Versuchstiere Lungenschädigungen in Form von blutiger Flüssigkeit sowie mehr oder weniger ausgedehnte Lungenblutungen. Dabei fiel es auf, daß diese Schädigungen am stärksten auftraten bei Benutzung von Kondensaten, die aus den Abgasen des Brennstoffes G gewonnen wurden. Die Kondensate der anderen Brennstoffe zeigten untereinander quantitativ nur geringe Wirkungsunterschiede. Hämolyse und Methämoglobinbildung gingen parallel; die Kondensate wirkten um so stärker, je höher siedend der benutzte Brennstoff war.

Die direkten Abgasversuche ließen die vorstehend bei den Abgaskondensaten beobachteten Einzelheiten nicht erkennen. Im wesentlichen wurde hier die Kohlenoxydwirkung beobachtet. Hierzu traten noch, besonders bei Leerlauf, spezifische Wirkungen der unverbrannten Kohlenwasserstoffe.

Erwähnenswert ist, daß ein Auftreten nachweisbarer Mengen von Akroleïn[1] ebenso wie bei der chemischen Analyse auch bei den Tierversuchen nicht beobachtet wurde.

[1] Nach Korff-Petersen 1911 (117) soll sich Akroleïn in den Motorabgasen finden. Der vermuteten Anwesenheit dieses Stoffes wurde große Bedeutung wegen seiner Giftigkeit beigelegt (schon 0,2 mg/l Luft rufen nach Korff-Petersen schmerzhafte Lungenerscheinungen hervor). Es wird aber gleichzeitig darauf hingewiesen, daß nicht bei der Verbrennung der Brennstoffe, sondern des Schmieröles Akroleïn auftritt und seine Bildung bei richtiger Schmierölzufuhr, wie sie im Kraftfahrzeugbetrieb unserer Zeit wohl durchaus überwiegt, vermieden werden kann.

D. Hygienische Untersuchungen.

Abgasverteilung hinter dem fahrenden Kraftwagen in der Straßenluft an einigen belebten Punkten Berlins, im Hamburger Elbtunnel und in Großgaragen. Rasche Verdünnung der Auspuffgase in der Luft; schon einige Zentimeter hinter dem Auspuffrohr Verdünnung auf die Hälfte. Bei 1 m Entfernung hinter dem Wagen mindestens hundertfache Verdünnung. CO-Gehalt in Berliner Straßen maximal gefunden 0,027%, meist nur 0,005%; im Elbtunnel bei mittlerem Verkehr etwa 0,02%. Schnellmethode zur CO-Bestimmung mittels Palladiumpapier. Quantitative Bestimmung von Spuren CO, CO_2, CH_4 und höheren oxydierbaren organischen Verbindungen in der Luft.

Hygienische Untersuchungen der Straßenluft im Hinblick auf ihre Verunreinigungen durch die Auspuffgase von Kraftfahrzeugen liegen in der Literatur zahlreich vor.

Bisher war aber die Frage der Abgasverteilung hinter dem Kraftwagen wenig beachtet worden; gerade aber diese ist unseres Erachtens für das Verständnis der hygienischen Verhältnisse von grundsätzlicher Bedeutung[1]. Wir führten daher Untersuchungen über die Abgasverteilung hinter dem Kraftwagen durch und ergänzten diese Versuche durch Straßenluftuntersuchungen in Berlin, im Elbtunnel und Luftanalysen in einer Großgarage, die für die hygienische Beurteilung als Durchschnittswerte die wichtigsten Erkenntnisse versprachen.

1. Abgasverteilung hinter den Kraftwagen.

Bei haltenden und bei fahrenden Kraftwagen wurden in verschiedenen Entfernungen hinter dem offenen Ende des Auspuffrohres Gasproben zur Analyse genommen. Der Einfachheit halber begnügten wir uns dabei mit der Feststellung des CO_2[2]-Gehaltes, aus dem der Verdünnungsgrad der Abgase errechnet wurde.

Als Versuchswagen diente ein offener Sechssitzer-Protoswagen mit einem 10/30 PS-Vierzylindermotor, als Brennstoff ein handelsübliches Benzin-Benzol-Gemisch. Die Gasproben wurden durch ein 2 m langes und mit dem Analysenapparat durch Gummischlauch verbundenes Kupferrohr hinter dem Wagen oder direkt aus dem Auspuffrohr entnommen und sofort analysiert. Die Analyse geschah in einem einfachen tragbaren Apparat, ähnlich dem bekannten Orsatapparat. Der CO_2-Gehalt wurde auf 0,1% genau bestimmt. Erst nachdem der Motor mindenstens eine Minute lang unter den Versuchsbedingungen gelaufen war, wurde nach gutem Ausspülen der Entnahmeleitung mit Abgas die Probe entnommen.

Versuchsdaten. Die folgende Übersicht enthält neben den Fahrtbedingungen des Kraftwagens den Ort der Probeentnahme und Ent-

[1] Angaben über die absoluten Mengen z. B. des täglich in die Straßenluft gelangenden Kohlenoxydes, wie man sie ab und zu in der Literatur findet, sind vom hygienischen Standpunkt aus wenig verwertbar.

[2] Wie sich aus Teil B ergibt, genügt diese Größe zur Berechnung auch aller anderen Abgasbestandteile.

fernung der Entnahmestelle vom Ende des Auspuffrohres, die gefundenen Prozentgehalte CO_2 der betreffenden Luftproben und außerdem den daraus berechneten Verdünnungsgrad der Abgase.

Als Versuchstag wurde ein fast windstiller Tag gewählt.

Fahrbedingungen	Art der Straße	Entfernung vom Auspuffrohr	% CO_2	Verdünnungsgrad der Abgase
Stillstand des Wagens (Leerlauf)	Offene Chaussee	im Auspuffrohr	3,0	0fach
		5 cm [1])	3,0	0fach
		50 cm	0,4	7fach
		100 cm	0,0	> 30fach [2])
		100 cm, 20 cm unter Auspuff	0,0	> 30fach [2])
		100 cm, seitlich	0,0	> 30fach [2])
	Sehr enge Straße	50 cm	0,4	7fach
		150 cm, starker Geruch	0,0	> 30fach [2])
10 km/h (erster Gang)	Offene Chaussee	im Auspuffrohr	6,5	0fach
		5 cm	4,0	1,6fach
		25 cm	0,7	9,3fach
		50 cm	0,4	16fach
		100 cm	0,0	> 70fach [2])
20 km/h (vierter Gang)	Geschützte Landstraße	im Auspuffrohr	9,6	0fach
		5 cm	6,6	1,4fach
		50 cm	0,3	32fach
		50 cm über d. Auspuffrohr hint. d. Wagen	0,0	>100fach [2])
		100 cm	0,0	>100fach [2])
30 km/h (vierter Gang)		im Auspuffrohr	10,6	0fach
		5 cm	4,4	2,4fach
		50 cm	0,4	26fach
		100 cm	0,2	>100fach [2])
40 km/h (vierter Gang)		im Auspuffrohr	12,2	0fach
		5 cm	7,4	1,7fach
		50 cm	0,4	30fach
		100 cm	0,0	>120fach [2])
		Direkt hinter dem Wagen, 50 cm über dem Auspuffrohr	0,0	>120fach [2])

[1]) Sämtliche Proben wurden, falls nicht anderes vermerkt ist, in der Höhe des Auspuffrohres über dem Erdboden entnommen.

[2]) Bei einer Analysengenauigkeit von 0,1% CO_2.

Das Schaubild Abb. 17 gestattet einen Überblick über die Abgasverteilung hinter dem Kraftwagen: Die dunkel schraffierten Flächen veranschaulichen die an den betreffenden Stellen gefundenen CO_2-Prozentzahlen.

Die Verdünnung der Auspuffgase erfolgt also äußerst rasch. Bei stillstehendem Wagen sind sie schon in 50 cm Entfernung etwa zehnfach verdünnt. Befindet sich der Wagen in Fahrt, so steigt die Verdünnung in 50 cm Entfernung mit der Fahrtgeschwindigkeit vom fünfzehn- bis zum dreißigfachen, in einem Meter Entfernung hinter dem

Wagen ist CO_2 über 0,1% nicht mehr nachweisbar, somit sind schon mindestens dreißig- bis einhundertzwanzigfache Verdünnungen erreicht, gleichgültig ob unmittelbar über der Straßendecke, in Höhe des Auspuffrohres geradlinig dahinter, seitlich oder oberhalb die Proben abgenommen wurden. Vorrichtungen, wie sie vereinzelt vorgeschlagen wurden zur direkten Verdünnung der Auspuffgase mit Luft, bevor sie das Auspuffrohr verlassen (Injektoren), bringen hiernach kaum Vorteile, so daß sich ihre Verwendung erübrigen dürfte.

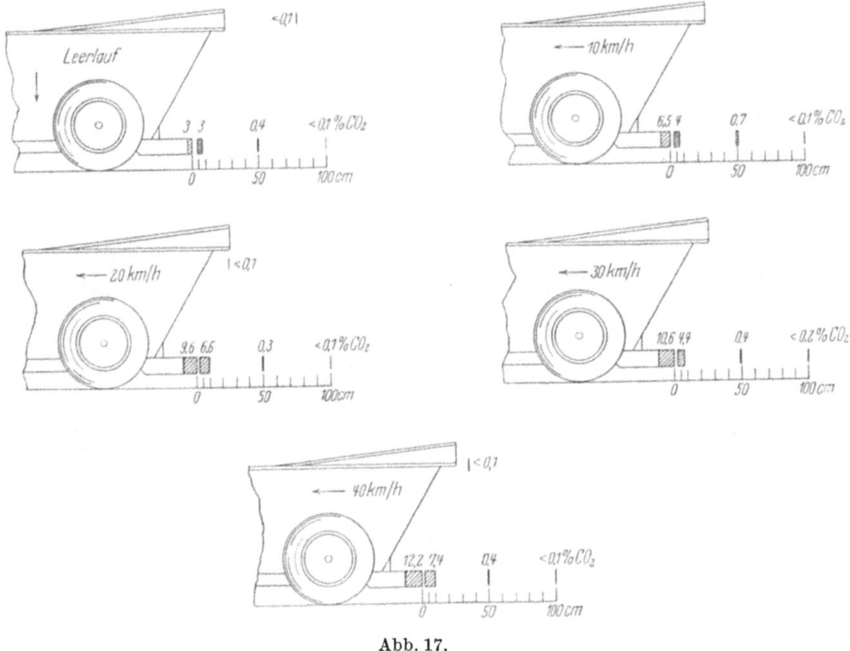

Abb. 17.

Ein Sog des Wagens in der Weise, daß nennenswerte Abgasmengen in das Wageninnere dringen, ist bei dem untersuchten Wagen nicht vorhanden gewesen.

Auch vier Probenahmen von Straßenluft auf der Plattform eines kurz vor der Haltestelle stark bremsenden Autobusses ergaben als höchsten CO-Wert 0,004% obwohl jedesmal ein merklicher Rauchschwaden beobachtet wurde.

CO-Bestimmungen in der Straßenluft, vom bremsenden Autobus auf der Auspuffseite der Plattform aus entnommen.

Datum	Zeit	Entnahmestelle	% CO
11. 5. 1929	1^{00}	Friedrichstr., Ecke Mohrenstr.	0,003
	1^{05}	Spittelmarkt	0,000
	1^{15}	Köpeniker Str., Ecke Brückenstr.	0,000
	1^{20}	Köpeniker Str., nahe der Michaelkirche	0,004

Diese zunächst überraschenden kleinen CO-Befunde sind nach den Versuchen über die Geschwindigkeit der Abgasverteilung hinter dem Kraftwagen nunmehr durchaus verständlich.

2. Abgasverteilung in den Straßen Berlins, im Hamburger Elbtunnel und in Großgaragen.

Analyse von Straßenluft. In den folgenden Tabellen sind die Analysenergebnisse von Luftproben aus den Straßen Berlins und dem Hamburger Elbtunnel enthalten. Wir bestimmten jedesmal[1] CO, CO_2, CH_4, leicht- und schwerflüchtige organische Verbindungen nebeneinander. Die Ergebnisse sind in Volumenprozenten sowie in Teilen pro zehntausend Teile Luft angegeben.

Oft wurde gar kein Kohlenoxyd gefunden (Probe 15, 19, 23), obgleich zur Zeit der Probenahme starker Kraftwagenverkehr herrschte. Nur 0,002—0,006% CO fanden wir in den Versuchen 13, 14, 17, 22, 24, bei welchen die Gasproben zum Teil unmittelbar neben den Kraftwagen entnommen wurden. Diese Versuche zeigen wieder die rasche Verteilung und Verdünnung der Abgase infolge der starken Zirkulation der Luft. Bei drei Proben (18, 20, 21) wurden CO-Gehalte bis etwa 0,02 % gefunden. Daß selbst ein so außerordentlich hoher Wert wie 0,027 % Kohlenoxyd erreicht werden kann, zeigte der Versuch (Probe 21), bei dem während der Probenahme eine große Anzahl von Wagen an der Entnahmestelle vorbeifuhren. Bemerkenswert bei diesem Versuch ist es, daß neben einer relativ großen Menge Kohlenoxyd auch reichlichere Mengen anderer Kohlenstoffverbindungen auftraten. Der Kohlenoxydgehalt der Luft im Elbtunnel lag im Durchschnitt höher als in der Straßenluft und betrug, wenn neben haltenden Kraftwagen bei leerlaufendem Motor gemessen wurde, rund 0,02% (Probe 4, 5, 6). Unter 0,005% sank der Kohlenoxydgehalt der Luft auch bei sehr schwachem Verkehr nicht. Diese Ergebnisse stehen im besten Einklang mit den Ergebnissen anderer Forscher, insbesondere der amerikanischen Forscher, die sich mit der Lüftung der Kraftwagentunnels eingehend beschäftigt haben.

Die stark schwankenden Werte der Messungen in den Straßen Berlins und insbesondere das Auftreten des hohen Wertes 0,027% Kohlenoxyd, der zwar nur einmal gefunden wurde, veranlaßten uns, eine weitere größere Versuchsreihe von Straßenluftanalysen in Berlin durchzuführen, deren Ziel es war, auf Grund umfangreicheren Materiales ein möglichst sicheres Urteil über den CO-Gehalt zu erreichen[2]. Bei den Probeentnahmen wurde Wert darauf gelegt, daß die Luft stets in Kopfhöhe neben dem Verkehrspolizeibeamten entnommen wurde. Dabei wurde jedesmal durch langeres Abstoppen nach Möglichkeit ein ver-

[1] Die von uns benutzten Methoden geben wir im einzelnen S. 83 wieder.

[2] Eine eingehendere Veröffentlichung über diese Frage sowie über CO-Gehalte in der Luft einzelner Gewerbebetriebe wird der eine von uns demnächst im Archiv für Hygiene bringen.

Hamburg: Elbtunnel, 24 m unter dem Straßenniveau, Fahrbahn für ein Fahrzeug, links und rechts Fußsteig, Doppeltunnel, an beiden Enden Vorhallen mit Aufzügen.

Nr. der Probe	Entnahmebedingungen	CO		CO_2		CH_4		leichte Kwst. $C_2 \ldots$		schwere Kwst. $C_5 \ldots$	
		%	$T/10\,000$	%	$T/10\,000$	%	$T/10\,000$	%	$T/10\,000$	%	$T/10\,000$
1	Eingangshalle, ein Auto durchgefahren	0,016	1,6	0,050	5,0	0,047	4,7	0,001	0,1	—	—
2	Mitte des Tunnels, zwei Autos durchgefahren, es zieht stark	0,007	0,7	0,047	4,7	—	—	—	—	—	—
3	Mitte des Tunnels beim Abfahren von drei Autos, die 2 Min. lang mit leerlaufendem Motor gestanden haben	0,005	0,5	0,046	4,6	—	—	—	—	—	—
4	Mitte des Tunnels neben drei Autos, direkt nach dem Halten	0,018	1,8	0,046	4,6	—	—	—	—	—	—
5	sofort nach Abfahren von sieben Autos, bei Vorüberfahrt des sechsten	0,019	1,9	0,068	6,8	—	—	0,005	0,5	—	—
6	neben sieben Wagen, die 2 Min. lang mit leerlaufendem Motor gestanden haben	0,021	2,1	0,049	4,9	—	—	—	—	Spur	—
7	wie 6	0,009	0,9	0,096	9,6	—	—	—	—	—	—
8	an der Stelle von 5, ca. 30″ später als 5	0,019	1,9	0,058	5,8	—	—	0,005	0,5	Spur	—
9	In der Vorhalle, nach Auffahrt (Lift) von drei Autos	0,019	1,9	0,047	4,7	0,003	0,3	0,008	0,8	—	—
10	In Vorhalle: drei Autos vor dem Aufzug gehalten und in diesen eben eingefahren	0,012	1,2	0,055	5,5	0,003	0,3	0,004	0,4	Spur	—
11	wie 10	0,015	1,5	0,027	2,7	0,003	0,3	—	—	Spur	—
12	In Vorhalle; nach Auffahrt im Lift der vier letzten Autos	0,023	2,3	0,109	10,9	0,017	1,7	0,002	0,2	Spur	—

Berlin: 28. 1. 1928. Wind: SW, 0,4 m/sec.. Temperatur: + 10° bis + 12°.

Nr. der Probe	Entnahmebedingungen	CO		CO_2		CH_4		leichte Kwst. C_2...		schwere Kwst. C_5...	
		%	$T/10000$	%	$T/10000$	%	$T/10000$	%	$T/10000$	%	$T/10000$
13	Ecke Leipziger und Friedrichstr. in Kopfhöhe. Neben zwei haltenden Autobussen und einem Auto	0,002	0,2	0,052	5,2	—	—	0,011	1,1	Spuren	—
14	Leipziger Straße 27/28, Abfahrt von drei Autobussen und drei Autos	0,006	0,6	0,037	3,7	—	—	0,002	0,2	—	—
15	Friedrichstr. 60, aus der offenen Tür des fahrenden Autos bei sehr starkem Verkehr	—	—	0,059	5,9	—	—	—	—	—	—
17	Leipziger Platz vor Wertheim, kurz nach Anfahren von 20—30 Autos	0,004	0,4	0,042	4,2	—	—	0,007	0,7	—	—
18	Konditorei Bellevue, Potsdamer Platz, neben anfahrenden Autos	0,014	1,4	0,148	14,8	0,013	1,3	0,007	0,7	Spuren	—
19	Friedrichstr. 61 (Verengerung)	—	—	0,060	6,0	0,005	0,5	0,003	0,3	—	—
20	Unter den Linden 25, beim Vorüberfahren zahlreicher Autos	0,020	2,0	0,107	10,7	0,007	0,7	0,015	1,5	Spuren	—
21	Brandenburger Tor, Nordausfahrt, Ostseite, nachdem ca. 30 Wagen gehalten haben, bei Anfahrt	0,027	2,7	0,049	4,9	0,016	1,6	0,005	0,5	0,003	0,3
22	Potsdamer Platz: Kreuzung Friedrich-Ebert- und Leipziger Straße, an zwei Wagen, die viel Ölnebel ausstoßen	0,004	0,4	0,072	7,2	0,008	0,8	0,006	0,6	0,002	0,2
23	Ecke Link- und Potsdamer Straße, direkt hinter mehreren anfahrenden Autos	0,002	0,2	0,044	4,4	0,007	0,7	0,004	0,4	Spuren	—
24	wie bei 23, ca. 1 m hoch	—	—	0,045	4,5	0,002	0,2	0,002	0,2	Spuren	—

Die Proben wurden etwa in Kopfhöhe des Fußgängers entnommen.

stärkter Verkehr an der Entnahmestelle hervorgerufen. Es sammelten sich auf diese Weise lange, auch mehrfache Reihen von Kraftwagen verschiedener Größe (Personenwagen, Lastkraftwagen und Autobusse), welche bei Freigabe der Fahrstraße an dem Verkehrsbeamten — der Entnahmestelle — vorbeifuhren. Die Proben wurden entnommen, nachdem sich die Wagenkette in Bewegung gesetzt hatte.

Die auf S. 76—79 folgenden Tabellen[1] geben eine Zusammenstellung von 101 Untersuchungen der Straßenluft Berlins an geeigneten verkehrsreichen Punkten wieder. Es sind darin die wichtigsten Angaben über die bei den Probenahmen herrschenden Verhältnisse aufgenommen. Zunächst seien über die 5.—7. Spalte einige Erklärungen vorausgeschickt. Unser Bestreben, für die Zeit der Probenahme außer einem verkehrsreichen Zeitpunkt auch möglichst Windstille auszunutzen, gelang nicht immer. Die angegebenen, teils gemessenen, teils geschätzten Windstärken, welche während der Probenahme herrschten, sind zum Teil auch durch die von den fahrenden Kraftwagen erzeugte Luftbewegung beeinflußt worden. Es wurde vereinzelt auch bei Windstärken über 0,5 m/sec gemessen. Diese Messungen sind auch deshalb schon notwendig, weil nach der meteorologischen Statistik etwa nur zweimal im Jahre Windstillen (0,1—1 m/sec) den ganzen Tag über in Berlin vorkommen und aus zwanzigjähriger Beobachtung zu schließen ist, daß man nur etwa mit 9% Windstillen rechnen kann.

Wenn zuzugeben ist, daß eine langanhaltende Windstille eine stärkere CO-Anreicherung in den Straßen wahrscheinlich werden läßt, so zeigen obige Ausführungen, daß solche Fälle zu den größten Seltenheiten gehören. Zu berücksichtigen ist aber auch dann noch, daß bei warmem Wetter infolge der stärkeren Erwärmung der Häuser stets ein Auftrieb der Straßenluft nach oben herrscht und bei kaltem Wetter die wärmeren Auspuffgase selbst einen verstärkten Auftrieb und damit zum mindesten weitere Verdünnung herbeiführen.

Über die weiteren Angaben zur Wetterlage sind keine Ausführungen nötig. Bei Kennzeichnung der Geruchbelästigung wurde als „mäßig" bezeichnet, wenn der Geruch zwar auffallend, aber nicht gerade widerwärtig war; als „stark", wenn der Geruch als widerwärtig empfunden wurde.

Die 7. Spalte enthält Angaben über die Verkehrsstärke. „Mittel" wurde sie genannt, wenn bei Freigabe der Fahrstraße während der Probenahme etwa 10 Kraftwagen, die sich inzwischen bei Sperrung der Fahrstraße angesammelt hatten, an dem Verkehrsbeamten vorbeifuhren. „Lebhaft" bezeichneten wir die Verkehrsstärke, wenn etwa 20 Wagen während der Freigabezeit vorbeiliefen. „Stark" war nach unserer Ansicht der Verkehr, wenn der Verkehrsbeamte eine ununterbrochene Reihe fahrender Wagen zwecks Fahrtrichtungsumschaltung trennen mußte.

[1] Bei diesen Untersuchungsreihen beschränkten wir uns der Einfachheit halber auf die Bestimmung von CO.

Über die Zeitfolge der Probenahmen sei noch auf die 3. Spalte hingewiesen, aus welcher hervorgeht, daß an einer Entnahmestelle mehrere Proben in einer Folge von einigen Minuten — stets während der Vorbeifahrt von Kraftwagen — genommen wurden, so daß in den Werten auch die möglichen Schwankungen der CO-Konzentrationen an dieser einen Beobachtungsstelle zum Ausdruck kommen. Diese sind nicht unerheblich, wie z. B. die Versuche 10, 11 und 12 zeigen. Obwohl der Verkehr gleichmäßig „lebhaft" und der Geruch während der drei Probenahmen „stark" zu nennen war, wurden in Zeitabständen von 5 Minuten 0,005, 0,000 und 0,015% CO festgestellt. Ähnliche Ergebnisse sind noch an mehreren anderen Stellen der Tabelle zu finden. Es zeigt dies, daß man bei der Beobachtung an einer Stelle nicht mit einer bestimmten, vielleicht sich noch steigernden CO-Konzentration zu rechnen hat, sondern daß namentlich die höheren Werte nur ganz kurze Zeit überhaupt bestehen können (vgl. die früheren Versuche über die rasche Verdünnung der Abgase). Daß sie überhaupt ausnahmsweise erfaßt werden, kann vielleicht darauf zurückgeführt werden, daß mitunter Gasschwaden höherer CO-Konzentration an der Mündung des Probegefäßes während der Gasprobeentnahme vorbeizogen.

Um die erhaltenen zahlreichen CO-Prozentwerte besser überschauen und auswerten zu können, haben wir in nachstehender Tabelle die Häufigkeit der einzelnen beobachteten CO-Konzentrationen der Straßenluft veranschaulicht. Jeder einzelne Versuch ist durch einen Strich markiert. Die letzte waagerechte Zahlenreihe gibt die Summe der bei den einzelnen Konzentrationen gefundenen Werte an.

Häufigkeit der einzelnen gefundenen Werte bei 101 Analysen.

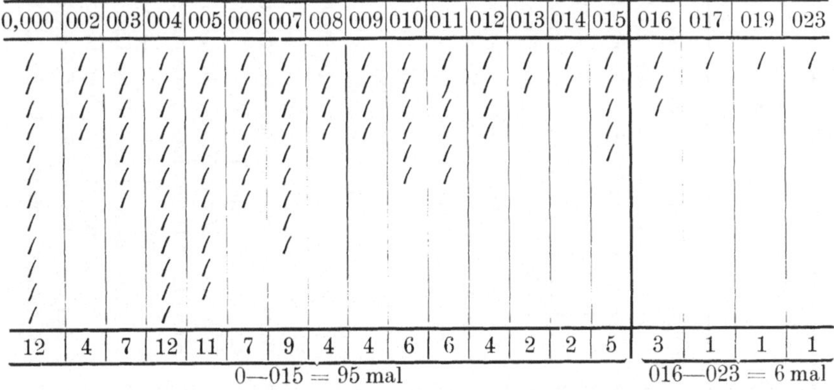

0,000	002	003	004	005	006	007	008	009	010	011	012	013	014	015	016	017	019	023
/	/	/	/	/	/	/	/	/	/	/	/	/	/	/	/	/	/	/
/	/	/	/	/	/	/	/	/	/	/	/	/	/	/	/			
/	/	/	/	/	/	/	/	/	/	/	/			/	/			
/	/	/	/	/	/	/	/	/	/	/	/			/				
/		/	/	/	/	/			/	/				/				
/		/	/	/	/	/			/	/								
/		/	/	/	/	/												
/			/	/		/												
/			/	/		/												
/			/	/														
/			/	/														
/			/															
12	4	7	12	11	7	9	4	4	6	6	4	2	2	5	3	1	1	1
0—015 = 95 mal															016—023 = 6 mal			

Bemerkenswert ist, daß 95 Werte eine CO-Konzentration unter 0,015% aufweisen, während nur sechsmal darüberliegende Werte ermittelt wurden. Der beobachtete Höchstwert von 0,023% ist größenordnungsmäßig in guter Übereinstimmung mit dem von uns früher gefundenen (0,027%) und den Angaben der amerikanischen Literatur.

Bestimmung des CO-Gehaltes der Straßenluft.

Nr. des Versuchs	Datum	Zeit	Ort	Wetterlage				Bemerkte Geruchsbelästigung	Verkehrsstärke	% CO
				Temperatur	Windstärke in m/sec etwa	Bewölkung	Barometerstand			
1.	7. 8. 29	16^{30}	Leipziger Straße, Ecke Friedrichstraße	30°	0,7	matt. Sonnenschein	755	mäßig	mittel	0,000
2.	7. 8. 29	16^{32}	Leipziger Straße, Ecke Friedrichstraße	30°	0,7	,, ,,	755	,,	,,	0,000
3.	7. 8. 29	16^{35}	Leipziger Straße, Ecke Friedrichstraße	30°	0,7	,, ,,	755	,,	,,	0,003
4.	7. 8. 29	16^{40}	Potsdamer Straße, Ecke Linkstraße	28°	0,7	,, ,,	755	,,	,,	0,000
5.	7. 8. 29	16^{45}	Potsdamer Straße, Ecke Linkstraße	28°	0,7	,, ,,	755	,,	,,	0,005
6.	7. 8. 29	16^{50}	Potsdamer Straße, Ecke Linkstraße	28°	0,7	,, ,,	755	,,	,,	0,000
7.	7. 8. 29	17^{00}	Friedrich-Ebert-Straße, Ecke Voßstraße	29°	0,6	,, ,,	755	stark	lebhaft	0,010
8.	7. 8. 29	17^{05}	Friedrich-Ebert-Straße, Ecke Voßstraße	29°	0,6	,, ,,	755	,,	,,	0,005
9.	7. 8. 29	17^{08}	Friedrich-Ebert-Straße, Ecke Voßstraße	29°	0,6	,, ,,	755	,,	,,	0,004
10.	7. 8. 29	17^{10}	Kemperplatz	31°	0,7	,, ,,	755	,,	,,	0,005
11.	7. 8. 29	17^{15}	Kemperplatz	31°	0,7	,, ,,	755	,,	,,	0,000
12.	7. 8. 29	17^{20}	Kemperplatz	31°	0,7	,, ,,	755	,,	,,	0,015
13.	8. 8. 29	17^{10}	Budapester Straße, Ecke Kurfürstenstraße	28°	2,4	bewölkt	754	mäßig	,,	0,000
14.	8. 8. 29	17^{15}	Budapester Straße, Ecke Kurfürstenstraße	28°	2,4	,,	754	,,	,,	0,000
15.	8. 8. 29	17^{20}	Budapester Straße, Ecke Kurfürstenstraße	28°	2,4	,,	754	,,	,,	0,004
16.	8. 8. 29	17^{44}	Kurfürstendamm, Ecke Joachimsthaler Str.	28°	0,8	,,	754	,,	mittel	0,000
17.	8. 8. 29	17^{46}	Kurfürstendamm, Ecke Joachimsthaler Str.	28°	0,8	,,	754	,,	,,	0,005
18.	8. 8. 29	17^{48}	Kurfürstendamm, Ecke Joachimsthaler Str.	28°	0,8	,,	754	,,	,,	0,003
19.	8. 8. 29	18^{07}	Potsdamer Straße, Ecke Linkstraße	27°	0,5–3,0	,,	754	,,	,,	0,005
20.	8. 8. 29	18^{10}	Potsdamer Straße, Ecke Linkstraße	27°	0,5–3,0	,,	754	,,	,,	0,007
21.	8. 8. 29	18^{15}	Potsdamer Straße, Ecke Linkstraße	27°	0,5–3,0	,,	754	,,	,,	0,004
22.	30. 8. 29	17^{05}	Leipziger Straße, Ecke Friedrichstraße	26°	0,5	trübe Sonne	759,5	,,	,,	0,000
23.	30. 8. 29	17^{07}	Leipziger Straße, Ecke Friedrichstraße	26°	0,5	,, ,,	759,5	stark	,,	0,004

24.	30. 8. 29	17^{10}	Leipziger Straße, Ecke Friedrichstraße	26°	0,5	trübe Sonne	759,5	stark	mittel	0,003
25.	30. 8. 29	17^{25}	Kemperplatz	25,5°	$>$ 0,5	,, ,,	759,5	,,	lebhaft	0,002
26.	30. 8. 29	17^{27}	Kemperplatz	25,5°	$>$ 0,5	,, ,,	759,5	,,	,,	0,004
27.	30. 8. 29	17^{30}	Kemperplatz	25,5°	$>$ 0,5	,, ,,	759,5	,,	,,	0,003
28.	30. 8. 29	17^{34}	Potsdamer Straße, Ecke Linkstraße	25,5°	1,0	,, ,,	759,5	,,	,,	0,003
29.	30. 8. 29	17^{35}	Potsdamer Straße, Ecke Linkstraße	25,5°	1,0	,, ,,	759,5	,,	,,	0,005
30.	30. 8. 29	17^{36}	Potsdamer Straße, Ecke Linkstraße	25,5°	1,0	,, ,,	759,5	,,	,,	0,009
31.	30. 8. 29	17^{40}	Friedrich-Ebert-Straße, Ecke Voßstraße	25°	$>$ 0,5	,, ,,	759,5	,,	,,	0,017
32.	30. 8. 29	17^{42}	Friedrich-Ebert-Straße, Ecke Voßstraße	25°	$>$ 0,5	,, ,,	759,5	,,	,,	0,002
33.	30. 8. 29	17^{44}	Friedrich-Ebert-Straße, Ecke Voßstraße	25°	$>$ 0,5	,, ,,	759,5	,,	,,	0,011
34.	3. 9. 29	17^{35}	Budapester Straße, Ecke Kurfürstenstraße	24,5°	0,5	klare Sonne	761	,,	,,	0,008
35.	3. 9. 29	17^{37}	Budapester Straße, Ecke Kurfürstenstraße	24,5°	0,5	,, ,,	761	,,	,,	0,001
36.	3. 9. 29	17^{40}	Budapester Straße, Ecke Kurfürstenstraße	24,5°	0,5	,, ,,	761	,,	,,	0,007
37.	3. 9. 29	17^{53}	Kurfürstendamm, Ecke Joachimsthaler Str.	24,5°	0,5	,, ,,	761	mäßig	mittel	0,004
38.	3. 9. 29	17^{57}	Kurfürstendamm, Ecke Joachimsthaler Str.	24,5°	0,5	,, ,,	761	,,	,,	0,003
39.	3. 9. 29	18^{00}	Kurfürstendamm, Ecke Joachimsthaler Str.	24,5°	0,5	,, ,,	761	,,	,,	0,004
40.	3. 9. 29	18^{10}	EckeHardenbergstr., Berl.Str.u.Bismarckstr.	24°	0,5	,, ,,	761	,,	,,	0,006
41.	3. 9. 29	18^{15}	EckeHardenbergstr., Berl.Str.u.Bismarckstr.	24°	0,5	,, ,,	761	,,	,,	0,005
42.	3. 9. 29	18^{29}	Unter den Linden, Ecke Friedrichstraße	24°	0,5	klar	761	,,	,,	0,006
43.	3. 9. 29	18^{35}	Unter den Linden, Ecke Friedrichstraße	24°	0,5	,,	761	stark	,,	0,023
44.	3. 9. 29	18^{40}	Leipziger Straße, Ecke Friedrichstraße	24°	0,5	,,	761	,,	,,	0,003
45.	3. 9. 29	18^{45}	Leipziger Straße, Ecke Friedrichstraße	24°	0,5	,,	761	,,	,,	0,009
46.	11. 9. 29	17^{40}	Potsdamer Straße, Ecke Linkstraße	19°	0,5	,,	764	mäßig	,,	0,004
47.	11. 9. 29	17^{45}	Potsdamer Straße, Ecke Linkstraße	19°	0,5	,,	764	,,	,,	0,000
48.	11. 9. 29	17^{48}	Potsdamer Straße, Ecke Linkstraße	19°	0,5	,,	764	,,	,,	0,005
49.	11. 9. 29	18^{10}	Kemperplatz	19°	0,5	,,	764	,,	,,	0,009
50.	11. 9. 29	18^{15}	Kemperplatz	19°	0,5	,,	764	,,	,,	0,010
51.	11. 9. 29	18^{18}	Kemperplatz	19°	0,5	,,	764	,,	,,	0,000

Bestimmung des CO-Gehaltes der Straßenluft (Fortsetzung).

Nr. des Versuchs	Datum	Zeit	Ort	Wetterlage: Temperatur	Wetterlage: Windstärke in m/sec	Wetterlage: Bewölkung	Wetterlage: Barometerstand	Bemerkte Geruchsbelästigung	Verkehrsstärke	% CO
52.	11. 9. 29	18^{25}	Friedrich-Ebert-Straße	17°	0,5	klar	764	mäßig	mittel	0,007
53.	11. 9. 29	18^{30}	Friedrich-Ebert-Straße	17°	0,5	,,	764	,,	,,	0,012
54.	11. 9. 29	18^{35}	Friedrich-Ebert-Straße	17°	0,5	,,	764	,,	,,	0,004
55.	11. 9. 29	18^{39}	Friedrich-Ebert-Straße, Ecke Voßstraße	17°	0,5	,,	764	,,	,,	0,006
56.	11. 9. 29	18^{42}	Friedrich-Ebert-Straße, Ecke Voßstraße	17°	0,5	,,	764	,,	,,	0,007
57.	11. 9. 29	19^{45}	Friedrich-Ebert-Straße, Ecke Voßstraße	17°	0,5	,,	764	,,	,,	0,007
58.	17. 9. 29	16^{19}	Kemperplatz	23°	> 0,5	Sonne	761	,,	,,	0,008
59.	17. 9. 29	16^{21}	Kemperplatz	23°	> 0,5	,,	761	,,	,,	0,011
60.	17. 9. 29	16^{23}	Kemperplatz	23°	> 0,5	,,	761	,,	,,	0,016
61.	17. 9. 29	16^{31}	Friedrich-Ebert-Straße	24°	> 0,5	,,	761	,,	,,	0,004
62.	17. 9. 29	16^{34}	Friedrich-Ebert-Straße	24°	> 0,5	,,	761	,,	,,	0,005
63.	17. 9. 29	16^{38}	Friedrich-Ebert-Straße	24°	> 0,5	,,	761	,,	,,	0,007
64.	17. 9. 29	16^{45}	Friedrich-Ebert-Straße, Ecke Voßstraße	23,5°	> 0,5	,,	761	,,	,,	0,006
65.	17. 9. 29	16^{48}	Friedrich-Ebert-Straße, Ecke Voßstraße	23,5°	> 0,5	,,	761	,,	,,	0,004
66.	17. 9. 29	16^{49}	Friedrich-Ebert-Straße, Ecke Voßstraße	23,5°	> 0,5	,,	761	,,	,,	0,011
67.	17. 9. 29	16^{59}	Friedrichstraße, Ecke Leipziger Straße	23°	> 0,5	,,	761	stark	,,	0,016
68.	17. 9. 29	17^{02}	Friedrichstraße, Ecke Leipziger Straße	23°	> 0,5	,,	761	mäßig	,,	0,016
69.	17. 9. 29	17^{05}	Friedrichstraße, Ecke Leipziger Straße	23°	> 0,5	,,	761	,,	,,	0,011
70.	26. 9. 29	8^{45}	Friedrich-Ebert-Straße, Ecke Voßstraße	14°	> 0,5	Sonne, dunstig	772	,,	,,	0,014
71.	26. 9. 29	8^{50}	Friedrich-Ebert-Straße, Ecke Voßstraße	14°	> 0,5	,, ,,	772	,,	stark	0,011
72.	26. 9. 29	8^{53}	Friedrich-Ebert-Straße, Ecke Voßstraße	14°	> 0,5	,, ,,	772	,,	,,	0,002
73.	26. 9. 29	8^{55}	Friedrich-Ebert-Straße, Ecke Voßstraße	14°	> 0,5	,, ,,	772	,,	,,	0,012
74.	26. 9. 29	8^{58}	Friedrich-Ebert-Straße, Ecke Voßstraße	14°	> 0,5	,, ,,	772	,,	,,	0,008

75.	26. 9. 29	9^{08}	Kemperplatz	13,5°	> 0,5	Sonne, dunstig	772	mäßig	stark	0,012
76.	26. 9. 29	9^{10}	Kemperplatz	13,5°	> 0,5	,, ,,	772	,,	,,	0,015
77.	26. 9. 29	9^{11}	Kemperplatz	13,5°	> 0,5	,, ,,	772	,,	,,	0,012
78.	26. 9. 29	9^{12}	Kemperplatz	13,5°	> 0,5	,, ,,	772	,,	,,	0,010
79.	27. 9. 29	8^{40}	Friedrich-Ebert-Straße, Ecke Voßstraße	14°	> 0,5	,, ,,	766	,,	,,	0,019
80.	27. 9. 29	8^{41}	Friedrich-Ebert-Straße, Ecke Voßstraße	14°	> 0,5	,, ,,	766	,,	,,	0,010
81.	27. 9. 29	8^{42}	Friedrich-Ebert-Straße, Ecke Voßstraße	14°	> 0,5	,, ,,	766	,,	,,	0,010
82.	27. 9. 29	8^{45}	Friedrich-Ebert-Straße, Ecke Voßstraße	14°	> 0,5	,, ,,	766	,,	,,	0,011
83.	27. 9. 29	8^{47}	Friedrich-Ebert-Straße, Ecke Voßstraße	14°	> 0,5	,, ,,	766	,,	,,	0,008
84.	27. 9. 29	8^{50}	Friedrich-Ebert-Straße, Ecke Voßstraße	14°	> 0,5	,, ,,	766	,,	,,	0,010
85.	27. 9. 29	8^{55}	Kemperplatz	16°	> 0,5	,, ,,	766	stark	,,	0,014
86.	27. 9. 29	8^{57}	Kemperplatz	16°	> 0,5	,, ,,	766	,,	,,	0,015
87.	27. 9. 29	9^{00}	Kemperplatz	16°	> 0,5	,, ,,	766	,,	,,	0,015
88.	27. 9. 29	9^{01}	Kemperplatz	16°	> 0,5	,, ,,	766	,,	,,	0,013
89.	27. 9. 29	9^{03}	Kemperplatz	16°	> 0,5	,, ,,	766	,,	,,	0,015
90.	27. 9. 29	9^{05}	Kemperplatz	16°	> 0,5	,, ,,	766	,,	,,	0,013
91.	16. 10. 29	16^{40}	Friedrichstraße, Ecke Leipziger Straße	16°	> 0,5	klar, keine Sonne	760	,,	mittel	0,007
92.	16. 10. 29	16^{42}	Friedrichstraße, Ecke Leipziger Straße	16°	> 0,5	,, ,, ,,	760	,,	,,	0,007
93.	16. 10. 29	16^{45}	Friedrichstraße, Ecke Leipziger Straße	16°	> 0,5	,, ,, ,,	760	mäßig	,,	0,002
94.	16. 10. 29	16^{47}	Friedrichstraße, Ecke Leipziger Straße	16°	> 0,5	,, ,, ,,	760	,,	,,	0,005
95.	16. 10. 29	16^{50}	Friedrichstraße, Ecke Leipziger Straße	16°	> 0,5	,, ,, ,,	760	,,	,,	0,006
96.	16. 10. 29	16^{53}	Friedrichstraße, Ecke Leipziger Straße	16°	> 0,5	,, ,, ,,	760	,,	,,	0,006
97.	16. 10. 29	17^{00}	Kemperplatz	16°	> 0,5	,, ,, ,,	760	,,	,,	0,006
98.	16. 10. 29	17^{02}	Kemperplatz	16°	> 0,5	,, ,, ,,	760	,,	,,	0,007
99.	16. 10. 29	17^{05}	Kemperplatz	16°	> 0,5	,, ,, ,,	760	,,	,,	0,004
100.	16. 10. 29	17^{08}	Kemperplatz	16°	> 0,5	,, ,, ,,	760	stark	,,	0,009
101.	16. 10. 29	17^{10}	Kemperplatz	16°	> 0,5	,, ,, ,,	760	mäßig	,,	0,005

Um Anhaltspunkte über die Möglichkeit einer Anreicherung von CO in gedeckten großen Räumen (überdachte Straßen usw.) zu erhalten, führten wir Untersuchungen von Luftproben aus einer Autoomnibusgroßgarage der Berliner Verkehrsgesellschaft durch. Die Halle hatte einen Flächeninhalt von etwa 100 mal 70 m und eine Höhe von 10 m. Oben waren Lüftungsklappen angebracht, und an den Seiten drückten zwei große Ventilatoren Frischluft (im Winter warme Luft) hinein. Ein Luftzug war in der Halle bei den Probeentnahmen nicht zu bemerken.

Nachdem festgestellt worden war, daß zwischen 10 und 11 Uhr abends die größte Anzahl Wagen in der Halle stand, wurden zu dieser Zeit an zwei Abenden die Untersuchungen vorgenommen. Die Motoren aller Wagen liefen leer, und nur ab und zu rückte einer von etwa 30 Wagen etwa zwei Wagenlängen zu den Reinigungsstellen vor. Zwischen den einzelnen Wagenlängsreihen, seitlich der Wagen und zwischen zwei in einer Linie stehenden Wagen wurden die Proben in Kopfhöhe entnommen. Die Untersuchungsergebnisse sind in der nachstehenden Tabelle vereinigt.

Die Ergebnisse sind insofern besonders interessant, als sich (in Übereinstimmung mit den Ergebnissen der Untersuchung von Luftproben aus dem Hamburger Elbtunnel) zeigt, daß CO gleichmäßig, jedenfalls gleichmäßiger als in den Straßen, in der Luft verteilt ist: keine Probe war völlig CO-frei, 13 Werte von 14 Versuchen ergaben Zahlen zwischen 0,002 und 0,009% CO. Ein Wert — der höchste —, bei dem das Entnahmegefäß direkt in den Auspuffgasstrahl eines anfahrenden Wagens gehalten worden war, belief sich auf 0,017% CO.

Wenn man diese Zahlen mit den Ergebnissen der Straßenluftuntersuchungen vergleicht, so liegt die Wahrscheinlichkeit nahe, daß alle festgestellten Werte bis etwa 0,01% CO aus größeren, ungefähr gleichmäßig durchmischten Luftmassen stammen, die dann vielleicht durch Luftströmungen vom Fahrdamm bis auf den Bürgersteig geschoben werden können, so daß derartige Konzentrationen zeitweilig auch vom Straßenpublikum eingeatmet werden könnten. Alle höheren Werte erscheinen aber als seltene Zufallswerte, Konzentrationen, die nur zur Einatmung gelangen können, wenn sich die Passanten z. B. direkt hinter den Auspuff stellen würden.

Es wäre nunmehr noch die Frage zu erörtern, inwieweit bei einem sich noch verstärkenden Kraftwagenverkehr die Möglichkeit zu einer weiteren CO-Anreicherung in der Straßenluft besteht. Wir möchten hierzu auf die Versuche bei „starkem" Verkehr, wie sie in der Tabelle (S. 76ff.) verzeichnet sind, hinweisen, wo auch nur vereinzelt höhere CO-Werte festgestellt werden konnten. Wenn z. B. Einbahnstraßen dauernd mit mehreren parallelen Reihen von Kraftwagen besetzt sind, so stellt dieser Zustand jetzt schon den größtmöglichen Verkehr an dieser Stelle dar. Es konnte nicht festgestellt werden, daß auch in solchen Fällen besonders hohe CO-Werte in der Straßenluft vorhanden sind. Wenn man nun

Bestimmung des CO-Gehaltes in der Luft der Aboag-Halle.

Nr. des Versuchs	Datum	Zeit	Entnahmestelle	Bemerkte Geruchs-belästigung	Tempera-tur	Baro-meter-stand	% CO	Bemerkungen
1.	10. 9. 29.	22^{15}	Mitte der Halle	mäßig	21°	758	0,005	
2.	10. 9. 29.	22^{17}	Mitte der Halle	mäßig	21°	758	0,004	
3.	10. 9. 29.	22^{19}	Zwischen den Autobussen	stark	21°	758	0,006	Die Autobusse wurden gefegt
4.	10. 9. 29.	22^{20}	Zwischen den Autobussen	stark	21°	758	0,017	Die Autobusse wurden gefegt
5.	10. 9. 29.	22^{28}	Zwischen den Autobussen	stark	21°	758	0,005	Die Autobusse wurden gefegt
6.	10. 9. 29.	22^{30}	Zwischen den Autobussen	stark	21°	758	0,004	Die Autobusse wurden gefegt
7.	27. 9. 29.	22^{35}	Zwischen den Autobussen	stark	17°	766	0,009	Die Autobusse wurden gefegt
8.	27. 9. 29.	22^{38}	Zwischen den Autobussen	stark	17°	766	0,008	Die Autobusse wurden gereinigt
9.	27. 9. 29.	22^{40}	Neben den Autobussen	mäßig	17°	766	0,002	Die Luft war durchmischt
10.	27. 9. 29.	22^{42}	Neben den Autobussen	mäßig	17°	766	0,002	Die Luft war durchmischt
11.	27. 9. 29.	22^{43}	Zwischen Rücken u. Kopf der Autobusse	stark	17°	766	0,008	Nähe der Tür
12.	27. 9. 29.	22^{45}	Zwischen Rücken u. Kopf der Autobusse	mäßig	17°	766	0,002	Nähe der Tür
13.	27. 9. 29.	22^{53}	In der Fahrgasse der Autobusse	stark	17°	766	0,007	
14.	27. 9. 29.	22^{59}	In der Fahrgasse der Autobusse	stark	17°	766	0,009	

hierzu selbst bei Windstillen, wie dies S. 74 dargelegt wurde, die stets vorhandene dauernde Lufterneuerung in den Straßen durch Auftrieb berücksichtigt, so scheint der Schluß berechtigt, daß man im allgemeinen selbst bei noch stärkerem Anwachsen des Verkehres mit keinen viel höheren als den gefundenen CO-Konzentrationen in der Straßenluft zu rechnen hat, es könnten höchstens die jetzt sehr vereinzelt auftretenden größeren Zufallswerte öfter auftreten.

3. Methodisches.

a) Schnellmethode zur Analyse von Auspuffgasen auf CO mittels Palladiumchlorür.

Nach erfolgter Reinigung der Auspuffgase oder der durch Auspuffgase verunreinigten Luft mittels Auskühlung mit flüssiger Luft wird die zu untersuchende Gasprobe über frisch bereitetes $PdCl_2$-Papier geleitet und der Zeitpunkt der auftretenden Färbung bestimmt.

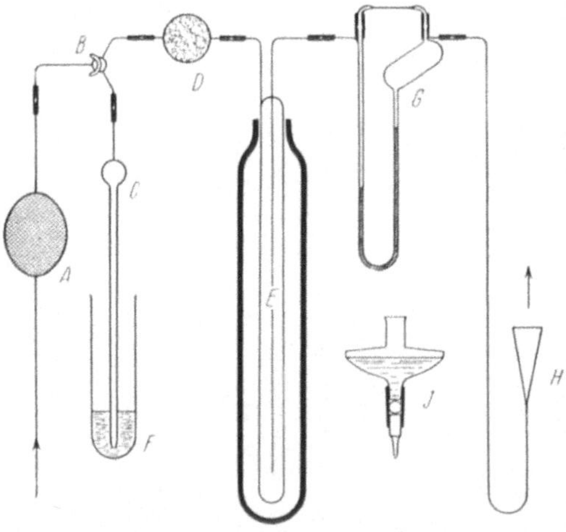

Abb. 18.

Die Auspuffgase werden mittels einer dünnen Kupferrohrleitung entnommen (vgl. Abb. 18), die mit dem Saugdruckball *A* verbunden ist. Es schließt sich Hahn *B* an, der auf der einen Seite mit dem in das Wassergefäß *F* tauchenden Rohr *C* in Verbindung steht. Auf der anderen Seite ist *B* über die wattegefüllte Kugel *D* mit dem Kondensationsgefäß *E* verbunden, welches in einer mit flüssiger Luft gefüllten[1] Thermosflasche steckt. An *E* schließt sich das Strömungsmanomet *G* an (in ccm Gas/min geeicht) und hieran eine Rohrleitung, die in dem flachgedrückten, trichterförmigen Teil *H* endet. *H* dient zur Aufnahme des Reagenspapieres, das jedesmal frisch mit Hilfe der in *J* aufbewahr-

[1] Eine Auskühlung mit flüssiger Luft war notwendig, um die störenden kondensierbaren Anteile der Auspuffgase zu entfernen. Das Gas enthielt dann nur noch CO und die permanenten Gase. Eine sorgfältige Reinigung ist unbedingt notwendig, denn ungesättigte Kohlenwasserstoffe, Schwefelwasserstoff und andere Schwefelverbindungen organischer Natur rufen starke Störungen hervor, wie auch in der Literatur an mehreren Stellen hervorgehoben wird. Steht keine flüssige Luft zur Verfügung, so kann auch eine Wäsche des Gases mit konzentrierter H_2SO_4 und anschließend mit Zinkazetatlösung Anwendung finden.

ten Reagenslösung[1] hergestellt wird. *J* ist am unteren Ende durch Gummischlauch mit darin steckender Glasperle verschlossen.

Messung. Mit Hilfe des Druckballes *A* wird Gas über *D*, *E*, G und *H* durch die Apparatur gedrückt (Gasgeschwindigkeit etwa 100 ccm/min[2]), nachdem die Entnahmeleitung vorher über *B* und *C* ausgespült worden war. Nunmehr wird ein Papiersegment von 1—2 cm Kreisbogenlänge (Teil eines quantitativen Rundfilters von 10—12 cm Durchmesser) mit einem Tropfen Reagenslösung versehen, in den Trichter *H* gebracht und die Zeit bis zum Auftreten eines deutlichen braunschwarzen Randes bestimmt.

Die Eichung erfolgte mittels sorgfältig hergestellter CO-Luftgemische. Es wurden außerdem noch Kontrollversuche unter Zusatz von Benzindämpfen und Schwefelwasserstoff sowie direkt mit Auspuffgasen unter gleichzeitiger gasanalytischer Kontrolle (Analyse nach Hempel) ausgeführt. Das nebenstehende Schaubild (Abb. 19) zeigt eine solche Eichkurve.

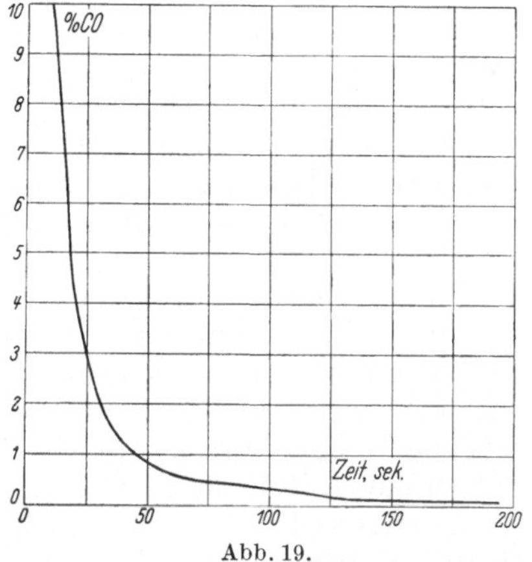

Abb. 19.

Besprechung der Methode. 0,1% CO stellt praktisch etwa die untere Grenze des mit der Methode nachweisbaren CO dar. Zwar läßt sich noch herab bis zu 0,01% CO eine reproduzierbare Abhängigkeit des CO-Gehaltes von der Verfärbungszeit feststellen; hier treten indes schon erhebliche Fehler durch Eintrocknen der Reagenslösung auf, so daß eine Benutzung der Methode über das angegebene Maß hinaus praktisch nicht in Frage kommt. Der Vorteil der beschriebenen Methode im Gegensatz zu den üblichen, auch bis 0,1% brauchbaren gasanalytischen Methoden liegt darin, daß auch im fahrenden Kraftwagen eine sofortige laufende Kontrolle des Verbrennungsvorganges möglich ist.

b) Bestimmung geringster Mengen CO, CO_2, CH_4 sowie leicht- und schwerflüchtiger Kohlenstoffverbindungen nebeneinander in der atmosphärischen Luft.

Über den Nachweis von Spuren CO in der Luft ist wiederholt mit großer Sorgfalt gearbeitet worden. Die Untersuchungen beschränkten

[1] Die Lösung enthält 6,25 g Natriumpalladiumchlorid und 1,25 g Goldchlorid auf 1 l.

[2] Bemerkenswert ist, daß die Zeitdauer bis zum Eintritt der Verfärbung von der Geschwindigkeit, mit der das Gas über das Papier geleitet wird, wenig abhängig ist (Änderungen bis zu 50% der Strömungsgeschwindigkeit sind ohne Einfluß), sondern nur von der Konzentration.

sich jedoch vorwiegend nur auf die Bestimmung von CO, wobei eine Genauigkeit von etwa 0,001% erreicht wurde. Nur Hahn und Hirsch 1926 (77) bestimmen den Gesamtgehalt an oxydierbaren C-Verbindungen (CO eingeschlossen) neben dem CO_2-Gehalt der Luft und erlangen auf diese Weise ein vollständigeres Bild über die Luftverunreinigung durch Auspuffgase. Da nicht nur CO, sondern auch die anderen Produkte unvollständiger Verbrennung von hygienischem Gesichtspunkte aus wichtig sind, versuchten wir, neben dem quantitativen Nachweis von CO und CO_2 auch die anderen C-Verbindungen quantitativ zu erfassen.

Die in evakuierten Gefäßen gesammelten Gasproben (je 1 l) werden in die Analysenapparatur übergeführt und dort auf —80° und anschließend auf —185° ausgekühlt. Im —80°-Kondensationsgefäß bleiben neben Wasserdampf (nicht analysiert) die niedrig siedenden C-Verbindungen zurück während im —185°-Kondensationsgefäß die leicht siedenden C-Verbindungen sowie Kohlensäure festgehalten werden. Nur CO, CH_4 und H_2, N_2 und O_2 (die beiden letzteren nicht analysiert) verlassen den gekühlten Teil der Apparatur. CO wird über J_2O_5 (+120°) oxydiert, das gebildete Jod in n/10 KJ-Lösung aufgefangen und mit n/100 $Na_2S_2O_3$ unter Stärkezusatz titriert; das bei der CO-Oxydation entstandene CO_2 wird zur Kontrollbestimmung in n/50 $Ba(OH)_2$ aufgefangen und durch Rücktitration mit n/50 HCl unter Phenolphthaleïnzusatz bestimmt. Das von J_2O_5 nicht oxydierte CH_4 wird über auf 700° erhitztes Kupferoxyd geleitet und die entstehende Kohlensäure bestimmt. Vom Kondensat des —185°-Gefäßes wird in einem Teil die Kohlensäure, im anderen Teil nach Oxydation an Kupferoxyd die Gesamtkohlensäure bestimmt (CO_2 + Summe leichtflüchtiger C-Verbindungen). Anschließend wird der Inhalt des —80°-Gefäßes im Strom sorgfältig gereinigter Luft verdampft, ebenfalls über Kupferoxyd verbrannt und so die Gesamtmenge der schwerflüchtigen C-Verbindungen als CO_2 bestimmt.

Der linke untere Teil der Abb. 20 zeigt den Teil der Apparatur, der zur Dosierung der Gasprobe dient. Das Probegefäß *A* (etwa 1000 ccm Inhalt) ist über Hahn *L* mit dem Niveaugefäß *B* verbunden. Hahn *K* gestattet, das Gas über das Strömungsmanometer *M* (in ccm/min geeicht) in die Apparatur hineinzudrücken. Durch geeignete Stellung von *K* kann auch Spülluft über *M* nachgeleitet werden. Der linke obere Teil der Apparatur dient der Spülluftreinigung. Die Druckluft geht von *C* aus über ein Wattefilter durch zwei mit 30%iger Kalilauge gefüllte Waschflaschen zur Beseitigung etwaiger Kohlensäure und weiter über ein auf 700° erhitztes Rohr mit Kupferoxyd zur Beseitigung von oxydierbaren Kohlenstoffverbindungen. Durch einen Spiralwäscher[1] mit 30%iger KOH und einen solchen mit gesättigter Barytlösung wird die gebildete Kohlensäure quantitativ entfernt. Der mittlere Teil der Apparatur dient zur Auskühlung des Gases. Er ist in zweifacher Aus-

[1] Vgl. Mittasch, Kuß, Emert, Z. anorg. u. allg. Chem. **170**, 203 (1928).

führung vorhanden. E_1 bzw. E_2 werden mittels eines Kohlensäureschnee-Azeton-Gemisches auf —80°, F_1 bzw. F_2 mittels flüssiger Luft auf —185° gekühlt. Unten rechts befindet sich der zur Bestimmung des CO- und CH_4 dienende Apparaturteil. Röhrchen G enthält etwa 10 ccm Jodpentoxyd (Kahlbaum „zur Analyse") und wird mittels eines elektrisch geheizten Ölbades auf 120° erhitzt. Es schließen sich an die Spiralwäscher 1, mit n/10 KJ-Lösung, Wäscher 2 und 2a mit n/50

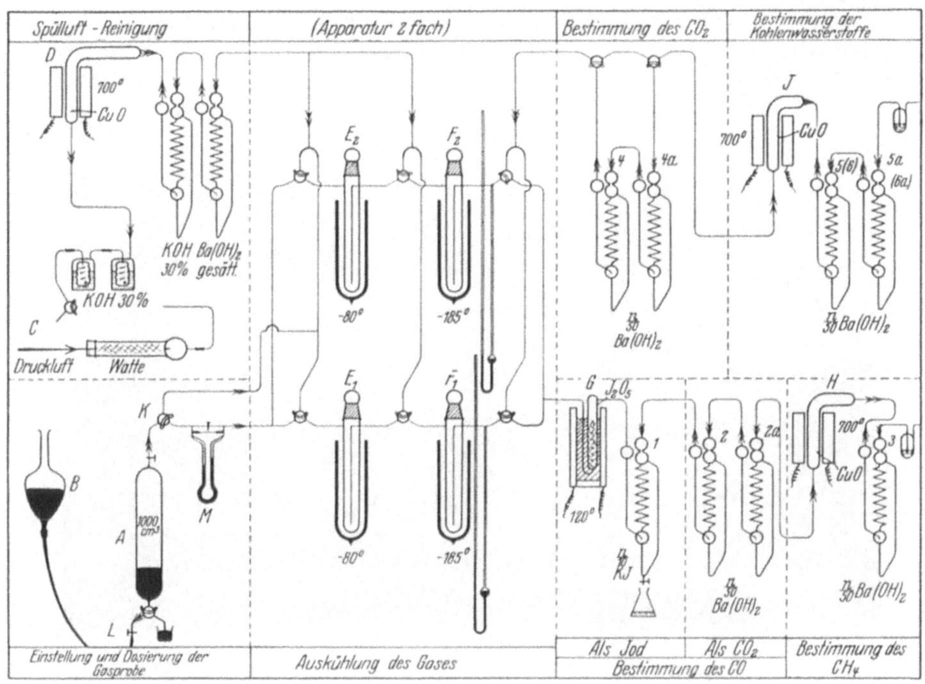

Abb. 20.

Barytlösung gefüllt, das mit Kupferoxyd gefüllte Rohr H mit einem elektrischen Ofen (700°) sowie Wäscher 3 mit n/50 Barytlösung. Eine kleine Flasche mit Barytlösung dient zur Sicherung gegen das Eindringen von CO_2-haltiger Luft. Im rechten oberen Teil der Apparatur befinden sich die Wäscher 4 und 4a zur Bestimmung der Kohlensäure. Das anschließende, mit Kupferoxyd gefüllte und auf 700° erhitzte Quarzrohr J kann unter Umgehung der Wäscher 4 und 4a direkt zur Bestimmung der leichtflüchtigen Kohlenwasserstoffe mit der Apparatur verbunden werden (Wäscher 5 und 5a). Für Bestimmung der schweren Kohlenwasserstoffe dienen Wäscher 6 und 6a. Abb. 21 zeigt die Analysenapparatur im Lichtbild.

Arbeitsweise, Eichversuche. Vorbereitung der Apparatur, Leerversuche. (Vgl. Abb. 20.) Gereinigte Spülluft wird über Hahn K und

Manometer M mit einer Geschwindigkeit von ca. 1 l pro Stunde durch Gefäß E_1 und F_1 über das Jodpentoxydrohr G und Wäscher 1 geleitet. Wäscher 1 ist mit etwa 20 ccm n/10 KJ-Lösung beschickt. Diese Lösung, wie alle sonst benutzten, ist mittels ausgekochtem und im Strom CO_2-freier Luft erkalteten Wassers hergestellt und steht mit der Außenluft nur unter Vorschaltung von Natronkalk, Kalilauge usw. in Verbindung.

Während Luft über G und Wäscher 1 geht, werden die mit je 20 ccm n/50 Barytlauge gefüllten Wäscher 2, 2a und 3 der Reihe nach angesetzt, wobei dieselben auf dem Wege von Füllbürette zur Apparatur mit kleinen Schliffkappen und Stöpseln verschlossen sind, um Fehler durch Eindringen CO_2-haltiger Luft zu verhindern.

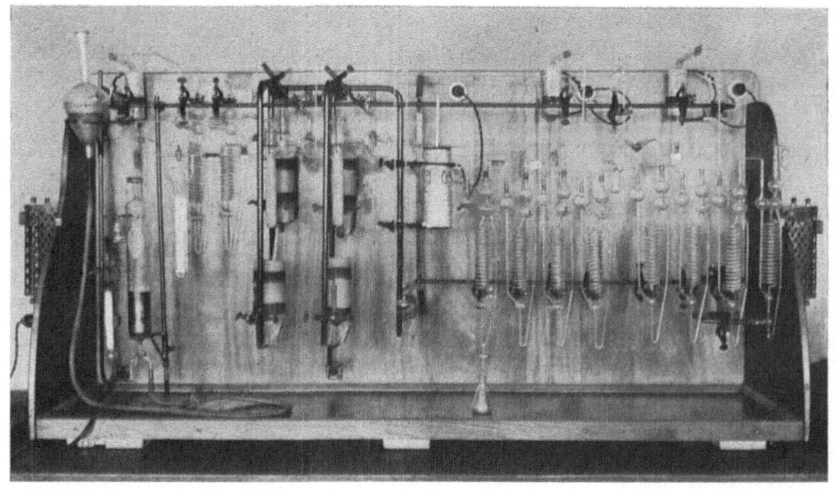

Abb. 21.

Die zum Füllen der Wäscher, Entleeren der Wäscher und Rücktitration der unverbrauchten Barytlauge benutzte Anordnung ist in Abb. 22 wiedergegeben.

Nach Ansetzen der Wäscher läßt man etwa 1 Stunde lang Spülluft durch die Wäscher gehen und nimmt diese in umgekehrter Reihenfolge (mit 3 beginnend) ab, während noch Spülluft durch die Apparatur geleitet wird. Man schüttet dann den Inhalt des betreffenden Wäschers in einen Erlenmeyerkolben und titriert in der aus Abb. 22 ersichtlichen Weise nach Zusatz von einem Tropfen Phenolphthaleïnlösung zurück, nachdem man vorher zweimal den Wäscher mit je 20 ccm ausgekochtem und unter CO_2-Ausschluß aufbewahrten Wasser unter Durchspülen von gereinigter Luft oder Stickstoff ausgespült hat. Es ist zu beachten, daß nach Abnahme von Wäscher 2a das Quarzrohr H sofort auf beiden Seiten verschlossen wird, um das Eindringen von CO_2-haltiger Luft zu verhindern, da sonst bei der folgenden Bestimmung leicht Fehler im CH_4-Wert auftauchen.

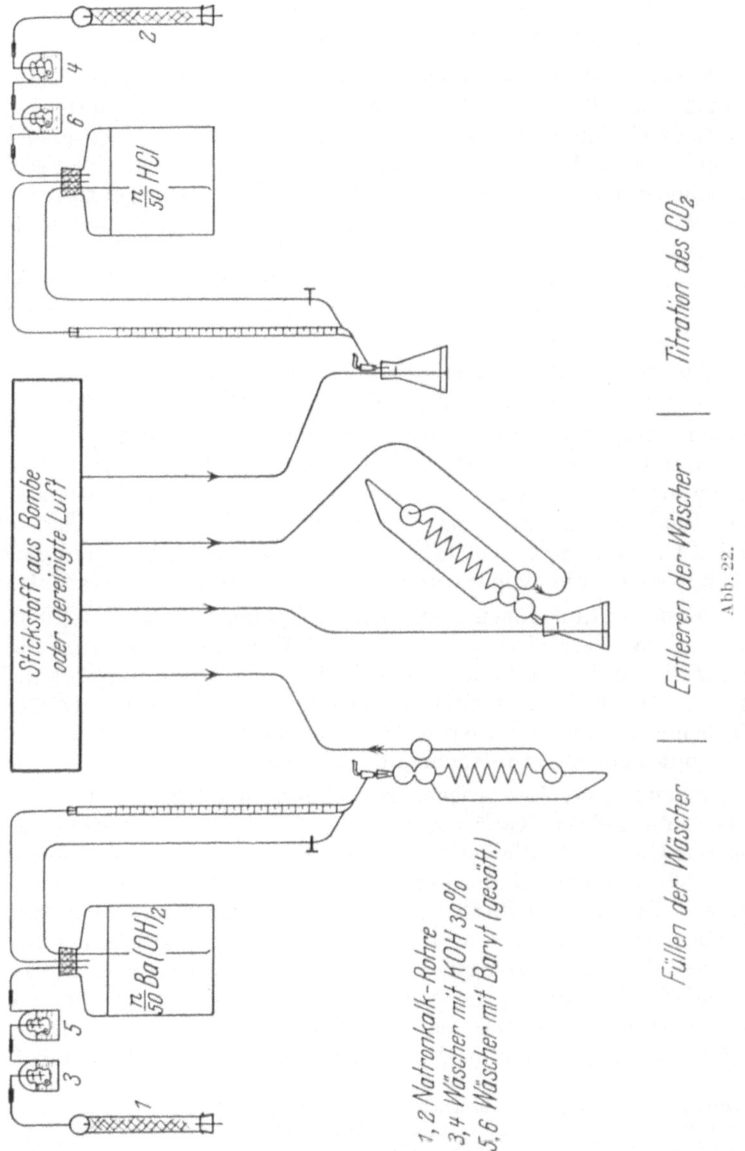

Abb. 22.

Der Inhalt des Wäschers 1 wird durch den unteren Hahn abgelassen, nachdem vorher mittels eines Druckballes die Lösung zum Ausspülen des Verbindungsrohres zum J_2O_5-Gefäß mehrmals in dieses zum Ausspülen hinaufgedrückt wurde und dann nach Zusatz von Stärkelösung das freigewordene Jod mit n/100 $Na_2S_2O_3$ aus einer Mikrobürette titriert.

1,00 ccm n/100 $Na_2S_2O_3$ entspricht 0,56 ccm CO,
0,01 ccm n/100 $Na_2S_2O_3$ entspricht 0,0056 ccm CO.

Wird bei der Untersuchung einer Gasprobe von 1000 ccm Luft ein Verbrauch von 0,01 ccm Thiosulfat gefunden, so entspricht dies 0,00056% CO. Diese Menge wird jedesmal, auch bei Leerversuchen, gefunden, ist also als konstanter Versuchsfehler in Rechnung zu stellen.

Anschließend wird auch der obere Teil der Apparatur geprüft, indem die Luft über die Gefäße E_1 und F_1, dann aber über Wäscher 4, 4a, 5 und 5a geleitet wird.

Ein Verbrauch von etwa 0,1 ccm n/50 Barytlösung wird stets bei jedem Barytwäscher gefunden, bleibt aber konstant und ist demgemäß stets in Abzug zu bringen.

1,0 ccm n/50 $Ba(OH)_2$ entspricht 0,224 ccm CO_2 (0°, 760 mm),
0,1 ccm n/50 $Ba(OH)_2$ entspricht 0,022 ccm CO_2 (0°, 760 mm).

Bei einem Ausgangsvolumen von 1000 ccm Luft entspricht ein Verbrauch von 0,1 ccm $Ba(OH)_2$ 0,0022 Volumenprozent CO_2[1].

Geben die Leerversuche im Laufe einer Stunde einen Verbrauch von 0,1 ccm Barytlösung und einen solchen von etwa 0,01 ccm Thiosulfat, 0,002% CO_2 und etwa 0,0006% CO bei 1000 ccm Analysenluft entsprechend, so ist die Apparatur zur Ausführung der Analysen bereit.

Entnahme der Luftproben. Das Gefäß A[2] (Abb. 20) von etwa 1000 ccm Inhalt war vor Versuchsbeginn völlig mit Quecksilber bis zum oberen Hahn gefüllt worden und nach Verschließen desselben durch Ausfließenlassen des Quecksilbers evakuiert worden. Es wird an der Stelle, wo die Proben entnommen werden sollen, durch einfaches Öffnen des oberen Hahnes mit dem zu untersuchenden Gas gefüllt.

Untersuchung der Luftproben. Berechnung der Ergebnisse. Das mit der Gasprobe gefüllte Gefäß A wird an die Apparatur vermittels des am oberen Hahn befindlichen Schliffes angesetzt. Die mit Quecksilber gefüllte Niveaukugel B wird dann mittels Schlauch bei L mit dem unten am Gefäß A befindlichen Schliff mit diesem verbunden. Es steht also jetzt mit der im Leerversuch vorher geprüften und mit frisch beschickten Wäschern 1, 2, 2a und 3 versehenen Apparatur über Gefäß E_1 und F_1 in Verbindung. Im Laufe von etwa einer Stunde wird nun das Gas aus A durch die Apparatur gedrückt und nach Umstellung von Hahn K noch eine halbe Stunde lang mit Spül-

---

[1] Durch Anwendung einer Mikrobürette eine größere Genauigkeit zu erstreben, erscheint infolge des stets vorhandenen, bei konstanter Arbeitsweise aber konstanten Versuchsfehlers zwecklos. Nur eine Erhöhung der zur Untersuchung gelangenden Gasmenge ist geeignet, die Genauigkeit der CO_2-Bestimmung weiter zu erhöhen.

[2] Etwa zwölf gleichartige Gefäße lassen sich bequem in einem transportablen Kasten unterbringen und gestatten auf einfachste Weise die Entnahme von Luftproben vom fahrenden Kraftwagen aus usw.

luft nachgespült. CH_4 wird als CO_2 im Wäscher 3, CO im Wäscher 2 und 2a als CO_2, im Wäscher 1 als Jod bestimmt[1]. Jetzt werden Gefäß E_1 und F_1 durch Schließen der entsprechenden Hähne abgeschlossen und F_1 langsam auf Zimmertemperatur erwärmt, wobei sich ein Überdruck von etwa $^2/_3$ at ausbildet[2] (Schutz mit Drahtnetzhülle).

Durch vorsichtiges Öffnen des F_1 mit der Apparatur verbindenden Hahnes wird soviel des Gasinhaltes aus F_1 durch die Wäscher 4 und 4a geleitet, bis der Gesamtdruck um ein Drittel gesunken ist, und so im Wäscher 4 und 4a der Kohlensäuregehalt aus einem Drittel der Gasprobe bestimmt. Anschließend wird der Gasrest aus F_1 direkt durch das Rohr J geleitet, eine halbe Stunde mit Spülluft nachgespült und in den Wäschern 5 und 5a die Gesamtkohlensäure (entsprechend zwei Drittel der als solche vorhandenen und zwei Drittel der aus den leicht flüchtigen C-Verbindungen entstandenen Kohlensäure) bestimmt. Von dem gefundenen auf die Gesamtgasprobe bezogenen Wert ist die bei der vorhergehenden Titration der Wäscher 4 und 4a gefundene Kohlensäure (entsprechend verdreifacht) abzuziehen. Um auf C-Verbindungen mit 2 C-Atomen[3] umzurechnen, ist der schließlich erhaltene Wert zu halbieren.

Anschließend wird nach Ansetzen der Wäscher 6 und 6a durch das noch auf —80° gekühlte Gefäß E_1 Luft geleitet, E_1 im Laufe von etwa 15 Minuten auf Zimmertemperatur erwärmt und das vergasende Kondensat über Gefäß F_1 direkt über das Kupferoxyd in J geleitet und die gebildete Kohlensäure im Wäscher 6 und 6a aufgefangen. Der gefundene CO_2%-Wert ist durch 5 zu dividieren[4], um den Prozentgehalt an schwerflüchtigen C-Verbindungen zu erhalten.

Während der Aufarbeitung der Kondensate —185° und —80° kann schon wieder eine neue Gasprobe bei K angesetzt und unter Benutzung von Gefäß E_2 und F_2 auf CO und CH_4 analysiert werden.

---

[1] Die Kohlenoxydbestimmung durch Titration der entstandenen Kohlensäure ist nur exakt bei Konzentrationen von 0,05% aufwärts, die des Jods von 0,005% bis etwa 0,1%. Bei höheren Konzentrationen sowie bei Anwesenheit von viel Äthylen (0,1% etwa) verdient der mittels Baryttitration gefundene Wert größeres Vertrauen, da geringste Mengen Äthylen infolge des bei —180° noch immer bestehenden, wenn auch minimalen Dampfdruckes des Äthylens noch hindurchgehen können und teilweise durch J_2O_5 oxydiert Jod freimachen und so einen Mehrgehalt von CO vortäuschen können.

[2] Eine Trennung des Analysenganges an dieser Stelle in Bestimmung des CO_2 und Bestimmung der leichtflüchtigen Kohlenstoffverbindungen ist unbedingt notwendig; wenn nämlich bei Eichversuchen die etwa 0,05—0,1% C_2H_4 enthaltende Luft erst zur CO_2-Bestimmung durch 2 Barytwäscher geleitet wurde, zeigte es sich, daß das Äthylen stark in den Barytwäschern (!) zurückgehalten wurde.

[3] Gasanalytische Untersuchungen an Auspuffgasen hatten früher gezeigt, daß als Hauptanteil der leicht flüchtigen C-Verbindungen in den Abgasen C_2H_4 angesehen werden kann (vgl. z. B. S. 26/27).

[4] Als Hauptanteil der schwerflüchtigen Verbindungen ist gemäß unserer früheren Untersuchungen etwa Pentan anzusehen. Außerdem werden an dieser Stelle noch andere C-Verbindungen mit fünf oder mehr C-Atomen im Molekül gefunden: Alkohole, höhere Kohlenwasserstoffe usw. Benzol besitzt bei —80° noch einen ganz geringen Dampfdruck und wird teilweise mit im —185°-Bad gefunden.

Die Ergebnisse der Titration in den verschiedenen Wäschern werden in der Weise ausgewertet, daß für jeden Fall die Kubikzentimeter gefundene CO bzw. CO_2 berechnet und dann auf das Gesamtvolumen des betreffenden Gasprobegefäßes (auf 0°, 760 mm zu reduzieren) bezogen werden. Sie werden als Prozente oder auch wie vielfach üblich als Teile in 10000 Teilen Luft angegeben.

Eichversuche. In der nachstehenden Tabelle findet sich eine Zusammenstellung von Ergebnissen einiger Eichversuche.

Eichversuche. Übersicht.
(Gesamtluftmenge jedesmal ein Liter.)
Ergebnisse von Gasgemischanalysen, nach Gasen geordnet angeführt.

Gas	Zugegeben %	Gefunden %
CO	0,000	0,0006
	0,007	0,009
	0,010	0,009
	0,016	0,018
	0,022	0,025
	0,055	0,059
	0,608	0,614
CO_2	0,000	0,002
	0,010	0,006
	0,52	0,057
	0,087	0,092
	0,35	0,33
	1,3	1,1
CH_4	0,000	0,002
	0,022	0,015
	0,11	0,10
	0,20	0,19
Summe C-Verbindungen als C_5... [1]	0,000	0,0005
	0,028	0,020
	0,034	0,044
	0,042	0,036
	0,14	0,13
	0,30	0,22
$CO + C_2H_4$	0,000	0,002
	$\frac{0{,}042\ CO}{0{,}027\ C_2H_4}$	$\frac{0{,}054\ CO}{0{,}026\ C_2H_4}$
	$\frac{0{,}031\ CO}{0{,}034\ C_2H_4}$	$\frac{0{,}043\ CO}{0{,}032\ C_2H_4}$

[1]) Hier bietet die Dosierung bei den Eichversuchen Schwierigkeiten, da schon 0,1 mg Benzol pro Liter 0,03 % C-Verbindungen entspricht, ebenso kann bei kleinen Mengen Eichgas der durch die Dosierung der Eichgasproben verursachte Fehler beträchtlich sein.

Die erreichte Genauigkeit ist, da wir nur 1 l Gas verwenden wollten, beschränkt.

Eine gegenseitige Störung der Gase findet nicht statt, soweit es sich um CO, CH_4 und CO_2 handelt. Leichte Kohlenwasserstoffe wie C_2H_4 neben CO bringen geringe Störungen mit sich. Ist viel C_2H_4 neben CO vorhanden, so wird der CO-Wert (siehe Tabelle S. 90) etwas zu hoch gefunden, größenordnungsgemäß aber nicht beeinflußt. Ist neben C_2H_4 noch Benzol anwesend (wir eichten außer mit C_2H_4 noch mit Benzol), so erweist sich der C_2H_4-Wert (leicht flüchtige Kohlenwasserstoffe) als zu hoch, Benzol (schwer flüchtige Kohlenwasserstoffe) etwas zu niedrig. Die Summe des gefundenen Kohlenstoffes ist jedoch innerhalb der Fehlergrenzen richtig. Der angegebene Unterschied zwischen leicht und schwer flüchtigen C-Verbindungen in Analysenergebnissen ist demnach nur als annähernd geltend aufzufassen.

Die im vorstehenden beschriebene Analysenmethode gestattet die Analyse von atmosphärischer Luft bis herab zu 0,0005% CO, 0,002% CH_4, 0,002% CO_2, 0,001% leicht flüchtigen Kohlenwasserstoffen und etwa 0,0005% schwer flüchtigen C-Verbindungen als unterste Grenze der Nachweisbarkeit.

E. Toxikologie und Hygiene des Kraftfahrwesens.

In der Literatur finden sich zahlreiche Arbeiten über die Bestimmung des Kohlenoxydgehaltes in der Luft. Die angegebenen Werte schwanken naturgemäß erheblich. Nach Angaben einzelner Forscher soll die Gefährlichkeitsgrenze in engen Straßen erreicht sein. Cambier, Marcy stellen 1928 dagegen fest, daß sich trotz der ungeheuren Entwicklung des Automobilverkehres in den Straßen von Paris der Gehalt der Luft an Kohlenoxyd seit Gautier 1901 nicht merklich geändert habe.

Umfassende Untersuchungen über die Gefährlichkeit des Kohlenoxydes in der Luft haben in neuerer Zeit Henderson und Haggard gelegentlich ihrer Untersuchungen über die Lüftung des Hudsontunnels ausgeführt. Wesentliche Befunde ihrer Arbeit sind in der nachstehenden, für in Ruhe befindliche Untersuchungspersonen geltenden Tabelle wiedergegeben:

Zahl der Versuche	% CO	Teile CO auf 10 000	Nach einer Stunde: Sättigung des Blutes mit CO theor. %	beobachtet % minim.	beobachtet % maxim.	Symptome
2	0,02	2	28	11	12	—
3	0,03	3	37	10	14	—
11	0,04	4	44	14	22	—
9	0,06	6	55	18	26	in 7 Fällen keine, in 2 Fällen leichte
4	0,08	8	62	26	32	schwer in allen Fällen
1	0,10	10	67	38	—	schwerer

Allgemein wird von den genannten Autoren folgende Regel aufgestellt:

Für die Gefährlichkeit geringer Konzentrationen an CO ist nicht nur deren Partialdruck inder Luft, sondern auch — wenigstens innerhalb kurzer Zeiten — die Respirationszeit maßgebend. Der physiologische Effekt (von uns der Kürze wegen mit PE bezeichnet) wird nach ihnen durch das Produkt Respirationszeit in Stunden mal CO-Gehalt in 10000 Teilen Luft dargestellt.

Ist PE gleich 3, so ist keine physiologische Wirkung zu beobachten; beträgt PE 6, so ist die Wirkung gerade merklich, PE 9 gibt Kopfschmerzen und Übelkeit, PE 15 ist gefährlich.

Zum Verständnis dieser Ausdrucksweise ist folgendes zu bemerken:

Bei der Einatmung von Kohlenoxyd ist die Menge CO, die an den Blutfarbstoff, das Hämoglobin (Hb), gebunden wird, abhängig vom Verhältnis des Sauerstoffpartialdruckes (T_{O_2}) zu dem Kohlenoxydpartialdruck (T_{CO}) in der Einatmungsluft, wobei jedoch noch zu berücksichtigen ist, daß die Affinität des CO zum Hämoglobin nach Henderson rund 300mal größer ist als die des Sauerstoffes. Mathematisch ausgedrückt werden diese Verhältnisse durch folgende Formel:

$$T_{O_2} : T_{CO} \times 300 = Hb_{O_2} : Hb_{CO}.$$

Hieraus läßt sich ohne weiteres die prozentuale CO-Sättigung des Blutfarbstoffes für einen beliebigen Gehalt der Einatmungsluft an CO berechnen. Es gilt hierfür die Formel:

$$\% \, Hb_{CO} = \frac{T_{CO} \times 300}{T_{O_2} + (T_{CO} \times 300)} \times 100.$$

Nach einer längeren Dauer der Einatmung muß demnach je nach dem CO-Gehalt der eingeatmeten Luft ein bestimmter Sättigungswert des Blutfarbstoffes für Kohlenoxyd erreicht werden. Es handelt sich hier also um die Einstellung eines Gleichgewichtes, das an und für sich unabhängig von der Dauer der Einatmungszeit ist. Die nebenstehende Kurve (Abb. 23) zeigt die Abhängigkeit des Sättigungswertes von der CO-Konzentration der Einatmungsluft.

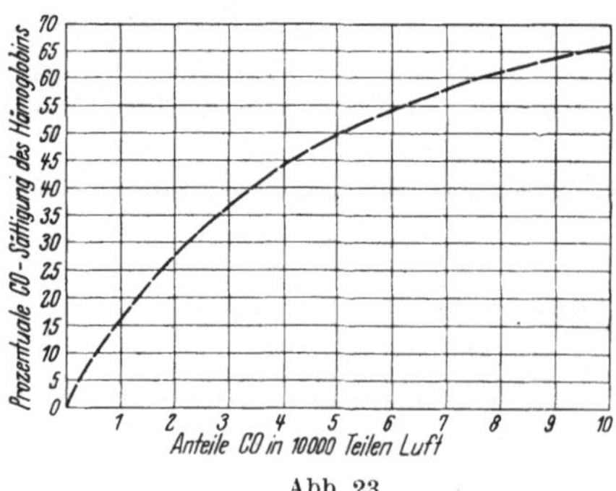

Abb. 23.

Für die Einatmung kleinster CO-Mengen in der Luft gilt das über die Einatmungszeit Gesagte, allerdings mit einer gewissen Einschränkung. Die physiologischen Verhältnisse beim Atmungsvorgang sind so geartet, daß das theoretisch geforderte Gleichgewicht sich erst nach längerer Atmungszeit einstellen kann. Dies geht aus folgender Überschlagsrechnung, die wir ebenfalls der Arbeit Hendersons entnehmen, hervor:

Die Blutmenge eines ausgewachsenen kräftigen Mannes kann bei völliger Sättigung etwa 600 ccm O_2 binden. Eine ebenso große Menge CO könnte bei völliger Sättigung mit diesem Gas aufgenommen werden. Die Aufnahme von 6 ccm CO würde somit 1% des gesamten Blutfarbstoffes sättigen. Da nun die Lungenventilation bei solchen Personen in der Ruhe eine Größe von rund 6000 ccm in der Minute oder 60 l in 10 Minuten besitzt, so würde bei einem Gehalt von 1 Teil CO in 10000 Teilen Luft innerhalb von 10 Minuten nur 1% des Blutfarbstoffes mit CO gesättigt werden können unter der Annahme, daß die gesamte eingeatmete CO-Menge auch gebunden wird. Da der Sättigungswert für eine derartige Konzentration in der Luft nach obiger Kurve bei etwa 17% liegt, so würde die Zeit bis zur Erreichung des Sättigungswertes länger sein als dem Produkt aus 17 × 10 Minuten entspricht, länger deswegen, weil die Annäherung an das Gleichgewicht um so langsamer voranschreitet, je mehr man sich dem Gleichgewicht nähert. Man sieht aus diesem Beispiel ohne weiteres, daß die Betrachtungsweise von Henderson und Haggard, bei der nicht länger als eine Stunde dauernden Einatmung von kleinsten CO-Konzentrationen den Zeitfaktor als wichtiges Moment mit in Rechnung zu ziehen, ihre Berechtigung hat. Wie langsam bei einem derartig niedrigem CO-Gehalt der Luft der Sättigungswert des Blutes erreicht wird, geht auch aus den Untersuchungen von Sayers, Meriwetter und Yant hervor, die nach 6stündiger Einatmung einer Konzentration von 2:10000 erst 16—20% CO-Hämoglobin = 60—70% des maximal erreichbaren Wertes fanden. Wir fanden nun bei den von uns vorgenommenen Luftanalysen, daß die Auspuffgase selbst in den engen und belebten Straßen Berlins auch bei sehr großem Kraftwagenverkehr außerordentlich schnell verdünnt und nur vereinzelt mehr als 0,02% Kohlenoxyd in der Luft gefunden werden. Unter Zugrundelegung dieses Befundes und der Ergebnisse von Henderson und Haggard kann deshalb gesagt werden, daß die Gefahr einer akuten Kohlenoxydvergiftung in den Straßen der Großstädte Deutschlands im allgemeinen vorerst wohl nicht zu befürchten ist, da PE maximal = 2 gefunden wurde und eine längere Zeit als eine Stunde für die Bewertung nicht herangezogen zu werden braucht: meist werden das Straßenpublikum und die Kraftfahrer selbst in kürzerer Zeit als einer Stunde in verkehrsschwächere und weniger kohlenoxydhaltige Straßen gelangen. Weiter weisen unsere Luftanalysen mit Deutlichkeit darauf hin, daß diese maximale Konzentration an ein und derselben Stelle wohl immer nur für ganz kurze Zeit herrscht. Trotzdem wird der Hygieniker diesen Verhältnissen besondere Beachtung schenken müssen im Hinblick auf solche Personen, die länger als eine Stunde kohlenoxydhaltiger Luft ausgesetzt sind, z. B. Verkehrsschutzleute, die oft mehrere Stunden in den verkehrsreichsten Straßen sich aufhalten müssen. Die Literatur zeigt auch besondere Untersuchungen des Blutes von Verkehrsschutzleuten. Es sind dabei am Ende der Dienstzeit Werte von 30% Kohlenoxydsättigung des Hämoglobins gefunden worden, Werte, die leichte

Kopfschmerzen zur Folge hatten (Wilson, Gates, Owen und Dawson). Ganz besondere Aufmerksamkeit muß Garagen, Reparaturwerkstätten, Tunnellüftung usw. entgegengebracht werden. Das gleiche gilt auch für die Abgasheizung bei Kraftwagen, die für den Autofahrer leicht gefährlich werden kann.

Neben dem Kohlenoxyd haben verschiedene Forscher auch in dem aus dem Motor herausgestoßenen Brennstoff eine Gefahrenquelle erblicken wollen. Wir können auf Grund unserer Untersuchungen bisher jedenfalls im Hinblick auf die akute Wirkung diesem Moment keine wesentliche Bedeutung beimessen. Nach dieser Richtung, insbesondere im Hinblick auf die Schmierölverbrennung, hin hat Korff-Petersen Untersuchungen angestellt. Er stellte fest, daß bei unvollständiger Verbrennung der Schmieröle stark giftig wirkende Stoffe entstehen. Wenn auch die Versuchsanordnung den praktischen Verhältnissen nicht gerecht wird, so muß man doch die Forderung des Forschers begrüßen, strenge Bestimmungen gegen das Qualmen der Automobile zu erlassen, da es sich hierbei im wesentlichen nur um eine Rücksichtslosigkeit der Kraftwagenfahrer handelt: der Übelstand nämlich, der in der Belästigung der Bevölkerung durch die „Rauchfahnen" besteht, kann leicht durch gute Wartung des Wagens beseitigt werden. Wie bekannt ist, und wie wir selbst festgestellt haben, wird bei einem gut überwachten Motor, insbesondere bei sorgfältig eingestelltem Vergaser, praktisch kein unverbrannter Brennstoff und auch kaum Öl herausgestoßen; andererseits kann man, wie wir in unseren Untersuchungen zeigten, durch schlechte Vergasereinstellung, auch bei sonst gutem Motor, weit über den Normalverbrauch hinaus Brennstoff unverbrannt in die Straßenluft stoßen, ohne daß sich an äußerlichen Merkmalen etwas erkennen läßt. Es müßte daher durch Aufklärung der Kraftfahrer selbst gesorgt werden, daß eine richtige Vergasereinstellung, die auch in seinem eigenen Interesse liegt, für die allgemeine Hygiene erforderlich ist.

Inwieweit durch die Brennstoffe chronische Schädigungen entstehen können, ist heute noch unentschieden. Über die bisherige Kenntnis hinaus führten unsere Untersuchungen zu der Feststellung, daß die aus den Auspuffgasen gewonnenen Kondensate im Tierexperiment zu Lungenschädigungen in Form von blutigem Ödem führen können. Bei der Beurteilung dieses Gesichtspunktes darf man naturgemäß nicht vergessen, daß diese schädigenden Stoffe in der Straßenluft in einer Konzentration vorliegen, die etwa nur einem Millionstel der Mengen (siehe S. 38) entspricht, welche sich in den Kondensaten selbst vorfinden. Es ist vorerst nicht möglich, ohne weitere umfangreiche und über einen längeren Zeitraum sich erstreckende Versuche über die Frage der Schädigung durch diese Stoffe in der Luft etwas auszusagen.

Besonders beachtenswert sind die Arbeiten von Hahn und Hirsch, die wie Korff-Petersen und andere das Übel bei der Wurzel packen wollen und fordern, daß z. B. durch katalytische Nachverbrennung der Auspuffgase jede Gefahr für die Bevölkerung beseitigt wird.

Ohne Zweifel wäre es der größte Fortschritt vom hygienischen Standpunkt aus, wenn es gelingen würde, eine solche Maßnahme wirksam auszugestalten. Viele Versuche nach dieser Richtung sind bereits gemacht und in der Patentliteratur beschrieben worden. Wie wenig tauglich sie aber alle gewesen sein müssen, zeigt, daß trotz der hohen Bedeutung, die solchen Mitteln zukommt, keines von ihnen in die Praxis eingeführt werden konnte.

Zusammenfassung.

Zusammengefaßt läßt sich über den heutigen Stand der Hygiene in bezug auf den Kraftwagenverkehr folgendes sagen:

Es unterliegt keinem Zweifel, daß Kohlenoxyd der einzige **akut** wirkende Bestandteil der Abgase ist. Da aber infolge der außerordentlich großen Verdünnungsgeschwindigkeiten selbst bei starkem Verkehr die CO-Konzentrationen den Wert von 0,02% nur selten überschreiten, ist eine Gefährdung der Bevölkerung in den Straßen im allgemeinen nicht vorhanden.

Dagegen besteht naturgemäß Gefahr für diejenigen Personen, die sich stundenlang an Stellen großen Automobilverkehrs aufhalten müssen und vor allen Dingen immer dort, wo die Möglichkeit besteht, daß die Abgase sich ansammeln können, z. B. in Garagen, Reparaturwerkstätten usw.

Hier muß durch entsprechende Maßnahmen für Schutz gesorgt werden, wenn auch hierdurch eine absolute Sicherheit nicht gegeben werden kann.

Wenig wahrscheinlich erscheinen Schädigungen durch die Brennstoffe selbst; trotzdem sollten Schutzmaßnahmen gegen Belästigungen durch diese und Öldämpfe (Rauchfahnen) getroffen werden.

Ganz ungeklärt ist zur Zeit noch die Frage der chronischen Schädigungen. Zu besonderer Vorsicht mahnen die Lungenschädigungen durch die in den Abgasen befindlichen kondensierbaren Anteile. Welchen speziellen chemischen Verbindungen diese Schädigungen zuzuschreiben sind, ist noch nicht bekannt.

Die Möglichkeit der akuten Vergiftung unter besonderen Verhältnissen, die ungeklärte Frage der chronischen Schädigung und schließlich auch die Belästigung der Bevölkerung durch die Abgase des Motors stellen die Forschung vor die wichtige Aufgabe, einen wirksamen Schutz hiergegen zu finden.

F. Literaturübersicht.

(Alphabetisch geordnet.)

1. Abelsdorf: Erblindung infolge von CO-Vergiftung. Dtsch. med. Wschr. **46**, 210 (1920). C[1] **1920 I**, 589.

2. Andriska: Bestimmung des CO-Gehaltes in Luft. Z. Unters. Nahrgsmitt. usw. **46**, 43 (1923). C **1924 I**, 1239.

3. Automotive Research: CO im Kraftfahrwesen. Zusammenfassung der Untersuchungen. Soc. Autom. Eng. J. **22**, 570 (1928).

4. Balthazard, Nicloux: CO-Vergiftungskoeffizient des Blutes. C. r. **152**, 1787 (1911).

5. Balthazard: CO-Vergiftungskoeffizient. Bull. Soc. Chim. biol. Paris **6**, 817 (1924). C **1925 I**, 1234.

6. Batchelor: Die relative Giftigkeit von Benzol und seinen höheren Homologen. Amer. J. Hyg. **7**, 276 (1927).

7. Billaz: Auspuffgase vom Standpunkt der Hygiene und des Brennstoffverbrauches. Vie Techn. Ind. **6**, 221 (1925). Wärme **11**, 200 (1926).

8. Binet: Toxikologie der Phenole. Trav. Labor. Therapeut. experiment. Univ. Genève **2**, 143 (1894/95); **3**, 64 (1896).

9. Bloomfield, Isbell: CO-Gehalt in Straßen, Kraftfahrzeugen usw. Publ. Health Rep. **43**, 737 (1928).

10. Bock: Das Kohlenoxyd. A. Heffter, Handb. exper. Pharmakol. Bd 1, S. 1. Berlin 1923.

11. Böhme, Köster: Klinische und experimentelle Beobachtungen über Benzinvergiftung. Arch. f. exper. Path. **81**, 1 (1917).

12. Bregha-Kaiser: Geruchlosmachung mittels Kalziumoxyd und Chlorkalzium. DRP. 226650 (6. 10. 1910).

13. Brown, G. G.: Chemische Kontrolle des Automobils. J. Ind. Eng. Chem. **14**, 6 (1922).

14. Brown, Gr.: Die Reflexfunktionen des Zentralnervensystems. Erg. Physiol. **13**, 316 (1913); **15**, 650 (1916).

15. Brunck: Bestimmung kleiner Mengen CO. Z. angew. Chem. **25**, 2479 (1912). C **1919 I**, 128.

16. Burgl: Über tödliche innere Benzinvergiftung und insbesondere den Sektionsbefund bei derselben. Münch. med. Wschr. **1906**, 412.

17. Burrell, Gauger: Verschlechterung der Luft in Garagen durch Auspuffgase. Techn. papers Bureau of Mines Nr. 216 (1919).

18. Burrell, Seibert: Physikalische Analyse von Kohlenwasserstoffgemischen. Amer. Gas Light J. **1914**, 97. — J. amer. chem. Soc. **36**, 1537 (1914). — J. Gasbel. **59**, 117 (1916).

19. Callendar, King, Sims.: Antiklopfmittel und Detonation. Ind. Eng. Chem. **121**, 475, 509, 542, 575, 605 (1926).

20. Cambier, Marcy: CO in der Pariser Luft. C. r. **186**, 918 (1928). C **1928 I**, 2923.

21. Chase: Abgasanalyse zum Zweck der Brennstoffersparnis. The Automob. **30**, 395, 442, 469, 592, 644 (1914).

22. Ciampolini: Unglücksfälle durch CO in öffentlichen Garagen. J. ind. Hyg. **6**, 102 (1924).

23. Mc. Clain: Wiederverbrennung eines Teiles der Abgase im Motor selbst. AP. 1640790 (30. 8. 1927).

24. Mc. Connel: Automobile und öffentliche Gesundheit. Amer. J. publ. Health **16**, 884 (1926).

25. Connolly, Mathew, Martinek, Aeberly: Die Kohlenoxydgefahr in den Straßen. Amer. J. publ. Health **18**, 1375 (1928).

[1] Angaben über Referate. C = Chem. Zentralblatt.

26. Davidson: Die Wirkung von Azetylen. J. of Pharmacol. **25**, 119 (1925).

27. Davidson: Die Wirkung von Propylen. J. of Pharmacol. **26**, 33 (1926).

28. Davies, Hartley: Die Bestimmung von CO in Spuren. Soc. Chem. Ind. **45**, 164 (1926). C **1926 II**, 917.

29. Dejust: Nachweis von Spuren CO mit Ag_2O. C. r. **140**, 1250 (1905). C **1905 II**, 21.

30. Dettling: Über Garagenunfälle. Schweiz. med. Wschr. **56**, 832 (1926).

31. Desgrez, Labat, Savès: Nachweis von CO in verdächtiger Luft. Chim. Ind. **5**, 473 (1921). C **1921 IV**, 317.

32. Deutsch-Söhne: Geruchsbeseitigung durch Nachverbrennung. DRP. 98733 (16. 8. 1898).

33. Dtsch. Ges. f. Gewerbehygiene, Frankfurt a. M.: Auspuffgase, Gefahren u. Unglücksfälle; Verhütungsmaßnahmen. Sitzgsber. techn. Aussch. v. 23. 11. 1927 u. 26. 1. 1928.

34. Donath, Gröger: Triebmittel der Kraftfahrzeuge. Berlin: Julius Springer 1917.

35. Donau: Nachweis von CO mittels kolloid. Au. Mh. Chem. **26**, 525 (1905). C **1905 II**, 22.

36. Donau: Einwirkung von CO auf $PdCl_2$. Mh. Chem. **27**, 71 (1906). C **1906 I**, 1227.

37. Dorendorf: Benzinvergiftung als gewerbliche Erkrankung. Z. klin. Med. **43**, 42 (1901).

38. Douglas, Haldane: CO-Vergiftungen. J. Physiol. **44**, 275 (1912). C **1912 II**, 1284.

39. Edell: CO-Nachweis in Luft. Ind. Eng. Chem. **20**, 275 (1928).

40. Egdahl: Chronische CO-Vergiftung. J. amer. med. Assoc. **81**, 282 (1923). — Ber. Physiol. **22**, 156 (1924). C **1924 I**, 1965.

41. Ellinger: Aromatische Kohlenwasserstoffe. A. Heffter, Handb. exper. Pharmakol. Bd 1, S. 871. Berlin 1923.

42. Felix: Hygienische Studien über Petroleum und seine Destillate. Dtsch. Vjschr. öff. Gesdh.pfl. **4**, 226 (1872).

43. Ferchland, Vahlen: CO-Vergiftung und Leuchtgasvergiftung. Arch. f. exper. Pathol. **48**, 106 (1902). C **1902 II**, 463.

44. Fieldner: Zusammensetzung von Automobilabgasen. Rep. New York State Bridge and Tunnel Commiss. **3**, 91—140 (1921).

45. Fieldner, Straub, Jones: Benzinverluste infolge unvollständiger Verbrennung in Automobilmotoren. J. Ind. Eng. Chem. **13**, 51 (1921).

46. Fieldner, Jones: Probeentnahme und Analyse von Automobilauspuffgasen. J. Franklin Inst. **194**, 613 (1922).

47. Fieldner, Jones: Abgasanalyse als Hilfe bei Vergasereinstellung. J. Ind. Eng. Chem. **14**, 594 (1922).

48. Fieldner, Yant, Satler: Natürliche Lüftung des Liberty Tunnels. Engin. News-Rec. **93**, 290 (1924). Z. angew. Chem. **41**, 712 (1928).

49. Fillunger: CO-Bestimmung in Grubenwettern. Österr. Z. Berg. Hütt. **51**, 216 (1903). C **1903 I**, 1276.

50. Florentin, Vandenberghe: Bestimmung von CO in Luft und in Rauchgasen. C. r. **172**, 391 (1921). C **1921 II**, 775. — Bull. Soc. Chim. **29**, 316 (1921). C **1921 IV**, 628.

51. Florentin: CO in der Straßenluft von Paris. C. r. **185**, 1538 (1927). C **1928 I**, 1215.

52. Flury: Beurteilung von Gasvergiftungen. Dtsch. Z. gerichtl. Med. **7**, 157 (1926). C **1926 I**, 3559.

53. Frank-Philipson: Auspufftopf mit Kontakten zur Oxydation von CO. AP. 1522111 (6. 1. 1925).

54. Frenkel: Geruchsbeseitigung durch Nachverbrennung unter Zusatz von Luft. FP. 402173 (30. 9. 1909).

55. Frey, Yant: Trennung von Kohlenwasserstoffen durch fraktionierte Destillation. Ind. Eng. Chem. **19**, 492 (1927).

56. Friediger: Über eine akute Benzinvergiftung beim Säugling. Münch. med. Wschr. **1912**, 252.

57. Froboese: Bestimmung von CO. Z. anal. Chem. **54**, 1 (1915).

58. Führer: Die narkotische Wirkung des Benzins und seiner Bestandteile. Biochem. Z. **115**, 235 (1921).

59. Führer: Die Wirkungsstärke der Narkotika. Biochem. Z. **120**, 143 (1921).

60. Gauss, Wieland: Ein neues Betäubungsverfahren. Klin. Wschr. **1923**, 113, 158.

61. Gautier: Nachweis von CO in der Luft. Ann. Chim. Phys. 7. Serie **22**, 5 (1901).

62. Gautier: Bestimmung von CO. C. r. **142**, 15 (1906).

63. Gautier: Arbeiten im Anschluß an Graham, Winmill. Bull. Soc. Chim. **17**, 256 (1915). C **1915 II**, 1118.

64. Gettler: Über den Nachweis von Benzin in Leichen. J. of Pharmacol. **21**, 161 (1923).

65. Gnosco: CO-Toximeter (Alarmapparatur). C. r. **155**, 282 (1912). C **1912 II**, 1249.

66. Gordon: CO-Detektor. AP. 1644014 (4. 10. 1927).

67. Goutal: Bestimmung von CO in Luft. Ann. Chim. anal. appl. **15**, 1 (1910). C **1910 I**, 861.

68. Graham, Winmill: CO-Bestimmung. J. chem. Soc. Lond. **105**, 1996 (1914). C **1914 II**, 1287.

69. Graham: Exakte Analyse von CO in Bergwerken. J. soc. Chem. Ind. **38**, 10 (1919). C **1919 IV**, 247.

70. Gréhant: Nachweis von CO („Grisometer"). C. r. **119 II**, 146 (1894); C. r. **131 II**, 929 (1900).

71. Gros, Kochmann: CO in Gießereien. Vjschr. med. öffentl. Sanitätswes. **61**, 125 (1921). C **1921 I**, 820.

72. Gruber: Über den Nachweis und die Giftigkeit des Kohlenoxyds und sein Vorkommen in Wohnräumen. Arch. f. Hyg. **1**, 145 (1883).

73. Grünewald: Schädigungen durch Auspuffgase. Dtsch. Motorsport-Ztg **1927**, Nr 5.

74. Haber: Experimentelle Untersuchung zur Zersetzung und Zertrennung von Kohlenwasserstoffen. Habilitationsschr. Karlsruhe 1896.

75. Haber, Weber: Untersuchungen über die Verbrennung des Leuchtgases in gekühlten Flammen und in Gasmotoren. J. Gasbel. **1896**, 81, 99.

76. Haggard: Die betäubenden und krampferregenden Wirkungen von Benzindampf. J. of Pharmacol. **16**, 401 (1920/21).

77. Hahn, Hirsch: Studien zur Verkehrshygiene I. Z. Hyg. **105**, 165 (1926).

78. Haldane: Die Wirkung von CO auf den Menschen. J. of Physiol. **18**, 430 (1895).

79. Hayhurst: CO und Automobilauspuffgase. Amer. J. publ. Health **16**, 218 (1926). C **1926 I**, 3373.

80. Heffter: Über die akute Vergiftung durch Benzoldampf. Dtsch. med. Wschr. **1915**, 182.

81. van der Heide: CO-Vergiftung im geschlossenen Automobil. Nederl. Tijdschr. Geneesk. **69 I**, 1223 (1925). C **1925 I**, 2096.

82. Henderson, Haggard, Teague, Prince, Wunderlich: Physiologische Wirkungen von Automobilauspuffgasen, Grenzwerte für die Lüftung. J. ind. Hyg. **3**, 79, 137 (1921). Ber. Physiol. **10**, 159 (1922). C **1922 I**, 374.

83. Henderson, Haggard: Lüftung. Physiologische Leitsätze bei CO-verunreinigter Luft. J. Ind. Eng. Chem. **14**, 229 (1922).

84. Henderson, Haggard: Unfälle durch Auspuffgase in Straßen, Garagen und Reparaturwerkstätten. J. amer. med. Assoc. **81**, 385 (1923).

85. Heubner: Gewerbliche CO-Vergiftung. Gas- u. Wasserfach **69**, 322 (1926). C **1926 I**, 3559.

86. Hill: Giftwirkung von CO in Kampfgasen. J. roy. Army med. Corps **35**, 334 (1920). Ber. Physiol. **5**, 159 (1921). C **1921 I**, 423.

87. Hirsch: Hygienische Beurteilung der Auspuffgase. Gewerbefleiß **107**, 57 (1928). C **1928 I**, 2740.

88. Hirsch: Studien zur Verkehrshygiene II. Z. Hyg. **109**, 266 (1928).

89. Hofer: Potenzierung von Gasvergiftungswirkungen. Arch. f. exper. Pathol. **111**, 183 (1926).

90. Holde: Kohlenwasserstoffe und Fette. Berlin: Julius Springer 1924.

91. Hood, Kudlich, Burrell: Benzingrubenlokomotiven in Bezug auf Gesundheit und Sicherheit. Bull. Bureau of Mines **74**, 69 (1915).

92. Hoover: Reagens auf CO. J. Ind. Eng. Chem. **13**, 770 (1921). C **1921 IV**, 1030.

93. Hüfner: Über das Gesetz der Verteilung des Blutfarbstoffs zw. CO u. O. Arch. f. exper. Path. **48**, 87 (1902).

94. Jaffé: Über Benzinvergiftung nach Sektionsergebnissen und Tierversuchen. Münch. med. Wschr. **1914**, 175.

95. Jaubert: Bestimmung von CO und C_2H_2 mit J_2O_5. C. r. **141**, 1233 (1906). C **1906 I**, 317.

96. Jean: CO-Bestimmung in verdorbener Luft. C. r. **135**, 746 (1902). C **1902 II**, 1431.

97. J. G. Leverkusen: Geruchlosmachung durch aktive Kohle. DRP. 412786 (27. 4. 1925).

98. Incze: Geruchsbeseitigung durch Nachverbrennung unter Zusatz von Luft. DRP. 233888 (27. 4. 1911).

99. Joachimoglu: Über den Nachweis des Benzols in Organen und seine Verteilung im Organismus. Biochem. Z. **70**, 93 (1915).

100. Jones, G. W.: Entzündbarkeit von Automobilauspuffgasen. Ind. Eng. Chem. **20**, 901 (1928).

101. Iwanoff: Experimentelle Studien über den Einfluß technisch und hygienisch wichtiger Gase und Dämpfe auf den Organismus. Arch. f. Hyg. **73**, 307 (1911).

102. Kast, Selle: CO-Nachweis kolorimetrisch. Gas- u. Wasserfach **69**, 812 (1927). C **1927 I**, 325.

103. Kast, Selle: CO-Nachweis mit ammoniakalischer Silbernitratlösung. Glückauf **62**, 804 (1926). C **1926 II**, 1552.

104. Kattwinkel: CO-Bestimmung. Brennstoff-Chemie **4**, 104 (1923). Gas u. Wasserfach **66**, 354 (1923). C **1923 II**, 1097.

105. Katz, Bloomfield: „Hoolamit" als Indikator auf CO. J. Ind. Eng. Chem. **14**, 304 (1922). C **1922 IV**, 615.

106. Katz: CO-Gefahr für Staat und Industrie. Ind. Eng. Chem. **17**, 555 (1925). C **1926 I**, 195.

107. Katz, Frevert: CO in zwei großen Garagen. Ind. Eng. Chem. **20**, 31 (1928). C **1928 I**, 1215.

108. Kinnicut, Sandford: Nachprüfung der Niclouxschen Methode des CO-Nachweises. J. amer. chem. Soc. **22**, 14 (1900). J. Gasbel. **43**, 257 (1900).

109. Klare: Über Benzinvergiftung. Ärztl. Sachverst.ztg **1907**, 93.

110. Kochmann: Wirkung von CO auf den Organismus. Biochem. Z. **111**, 39 (1920).

111. Kohn-Abrest: Chemische Untersuchung einiger Ursachen von CO-Vergiftung. Ann. falsificat. **7**, 292 (1914). C **1914 II**, 999.

112. Kohn-Abrest: Schnelle CO-Bestimmung in Luft. C. r. **168**, 1019 (1919). C **1919 IV**, 644.

113. Kohn-Abrest: Giftigkeitsindex CO_2:CO im Autobetrieb. Chim. Ind. **16**, 383 (1926). C **1927 I**, 212.

114. Kohn-Abrest: Nutzt Ihr Auto den Brennstoff restlos aus? Umschau **30**, 1016 (1926).

115. Kohn-Abrest: CO und die Hygiene. Ann. Hyg. publ .**5**, 213 (1927).

116. Korbsch: Zur Kasuistik der Benzinvergiftungen. Münch. med. Wschr. **1920**, 990.

117. Korff-Petersen: Gesundheitsgefährdung durch die Auspuffgase. Z. Hyg. **69**, 135 (1911).

118. Korff-Petersen, Joachimoglu: CO und seine Gefahren. Übersicht. Gesdh.ing. **46**, 369 (1923). C **1924 I**, 1412.

119. Kostin: Nachweis geringer Mengen CO in Blut und Luft. Arch. f. Physiol. **83**, 572 (1900). C **1901 I**, 476, 645.

120. Kreis: Schicksal des CO bei Vergiftungen. Arch. f. Physiol. **26**, 425 (1881).

121. Lamb, Larson: CO-Bestimmung in Luft. J. amer. chem. Soc. **41**, 1908 (1920). C **1920 II**, 701.

122. Lamb: Reinigung von Luft. AP. 1422211 (11. 7. 1922).

123. Lebeau, Damiens: Physikalische Analyse von Kohlenwasserstoffgemischen. C. r. **156**, 144, 325, 557 (1913).

124. Lehmann, K. B.: Quantitative Untersuchung über die Aufnahme von Benzol durch Tier und Mensch aus der Luft. Arch. f. Hyg. **72**, 307 (1910).

125. Lehmann, K. B.: Experimentelle Studien über den Einfluß technisch und hygienisch wichtiger Gase und Dämpfe auf den Organismus. Arch. f. Hyg. **75**, 1—119 (1912).

126. Levy: Schnelle Bestimmung von CO. J. Soc. Chem. Ind. **30**, 1437 (1911). C **1912 I**, 1503.

127. Lévy, Pécoul: Bestimmung geringer CO-Mengen in Luft. C. r. **140**, 98 (1905). C **1905 I**, 561.

128. Lévy, Pécoul: Bestimmung von CO bei C_2H_2-Anwesenheit. C. r. **142**, 162 (1906). C **1906 I**, 597.

129. Lewin, L.: Über allgemeine und Hautvergiftung durch Petroleum. Virchows Arch. **112**, 35 (1888).

130. Lewin, L.: Über die Giftwirkungen des Akroleins. Arch. f. exper. Path. **43**, 351 (1900).

131. Lewin, L.: Über eine akute Benzolvergiftung im Betriebe. Ärztl. Sachverst.ztg **1907**, 89.

132. Lewin, L.: Geschichte der CO-Vergiftungen. Arch. Gesch. Med. **3**, 1 (1909). C **1909 II**, 552.

133. Lewin, L.: Die CO-Vergiftung. Berlin 1920.

134. Liesegang: Zusammensetzung von Automobilauspuffgasen. Techn. Gemeindebl. **30**, 86 (1927).

135. Liesegang: Unvollständige Verbrennung im Kraftwagenmotor. Z. angew. Chem. **41**, 712 (1928).

136. Liesegang: Beseitigungsmöglichkeit der durch Auspuffgase von Automobilen bedingten Gefahren. Gesdh.ing. **52**, 385 (1929).

137. v. Lippmann: Geschichte der CO-Vergiftung. Chem. Ztg **33**, 633 (1909). C **1909 II**, 553.

138. Loewe: Die quantitativen Probleme der Pharmakologie. Erg. Physiol. **27**, 47 (1928).

139. Logan: CO-Vergiftung beim Gebrauch von Petroleummotoren. J. State Med. **28**, 306 (1920). C **1921 I**, 422.

140. Löwy: CO-Vergiftung und Infektion. Wien. med. Wschr. **75**, 1693 (1925). C **1925 II**, 1373.

141. Matje: CO-Vergiftung in Garagen. Zbl. Gewerbehyg. **8**, 190 (1927).

142. de St. Martin: Über die Dosierung kleiner Mengen CO in Luft und im Blut. C. r. **126**, 1036 (1898).

143. de St. Martin: Bestimmung kleiner Mengen CO in Luft (spektrometrisch). C. r. **139**, 46 (1904). C **1904 II**, 558.

144. Meldau: Benzinverbrauch in Berlin. Mbl. Berl. Bez. Ver. V. d. I. **1927**, Nr 3, 25.

145. Mendel: CO-Vergiftung, Nervenlähmung. Klin. Wschr. **1**, 685 (1922). C **1922 I**, 1307.

146. Meyer, A.: Über die Wirkung der CO-Vergiftung auf das Zentralnervensystem. Z. Neur. **100**, 201 (1925/26).

147. Meyer, E.: Einfluß der Kompression auf die Verbrennung. Mitt. üb. Forschgsarb. a. d. Gebiet d. Ing. Wesens, Berlin, **1903**, H. 2 u. 8.

148. Meyer, L. G.: Luftverunreinigung durch CO. Arch. f. Hyg. **84**, 79 (1915). C **1915 I**, 1218.

149. Moeller, Büchting: Verbrennungsvorgang im Explosionsmotor. Motorwagen **27**, 399 (1924).

150. Morgan, Livingston, Mc. Whorter: Bestimmung von CO in Luft. J. amer. chem. Soc. **29**, 1589 (1907). Z. anal. Chem. **46**, 773 (1907). C **1908 I**, 171.

151. Moureu, Dufraisse, Landrieu: Messung von CO-Gehalt. Chem. Met. Eng. **29**, 719 (1923). C **1924 I**, 2616.

152. Munroe: Physiologische Wirkung von CO. Amer. J. Pharm. **34**, 401 (1912). C **1912 II**, 1299.

153. Nalty: 63 Todesfälle durch CO in Privatgaragen. Arch. Path. a. Labor. Med. **5**, 43 (1928). Dtsch. Z. gerichtl. Med. **1928**, H. 4, 14.

154. Neumann: Vorgänge im Fahrzeugmotor. Mitt. üb. Forschgsarb. a. d. Gebiet d. Ing. Wesens, Berlin **1909**, H. 79.

155. Nicloux: Nachweis von Spuren CO in der Luft. C. r. **126**, 746 (1898).

156. Nicloux: Darstellung von J_2O_5 für CO-Bestimmung. C. r. **154**, 1166 (1912).

157. Nicloux: CO-Vergiftungskoeffizient. Bull. Soc. Chim. biol. Paris **13**, 947 (1913). C **1913 II**, 1838.

158. Nicloux: Akute CO-Vergiftung. Presse méd. **29**, 701 (1921). Ber. Physiol. **11**, 149 (1922). C **1922 I**, 710.

159. Nicloux: CO-Bestimmung in Luft. Bull. Soc. Chim. **33**, 818 (1923). C **1923 IV**, 633.

160. Nicloux: CO-Bestimmung in Luft. Bull. Soc. Chim. **37**, 760 (1925). C **1925 II**, 1074.

161. Nicloux: CO-Bestimmung. C. r. **180**, 1750 (1925). C **1925 II**, 1074.

162. Nicloux: CO und die Hygiene. Ann. Hyg. publ. **1926**, 637.

163. Notiz: Gutachten von chem. u. mediz. Untersuchungsbehörden unter Führung des Bureau of Mines: CO und die Autotechnik. J. Soc. Automot. Eng. **22**, 570 (1928). C **1928 I**, 3102.

164. Notiz: Gasvergiftung in Kraftwagenhallen. Zbl. Gewerbehyg. **1928**, H. 3, 44.

165. Nowicki: Fortschritte der Gasanalyse. Österr. Z. Berg. Hütt. **54**, 6 (1906). C **1906 I**, 1186.

166. Nowicki: Apparat zum schnellen Nachweis von CO (CO-Detektor). Chem. Ztg **35**, 1120 (1911). Elektrochem. Z. **19**, 35 (1912). C **1911 II**, 1506. C **1912 II**, 565.

167. Ogier, Kohn-Abrest: Nachweis geringer Mengen CO in Luft. Ann. Chim. Anal. **13**, 169 (1908). C **1908 II**, 542.

168. Ogier, Kohn-Abrest: Nachweis von CO in Luft. Ann. Chim. Anal. **13**, 218 (1908). C **1908 II**, 543.

169. Ostwald, Wa.: Auspuffgasanalysen. Rechentafeln für Vergasereinstellung. Feuerungstechn. **7**, 53—57 (1919). C **1919 II**, 524.

170. Ostwald, Wa.: Auspuffanalyse. Artikel in Dietrich-Helfenberg: Die Analyse der Kraftstoffe. Dresden 1920.

171. Ostwald, Wa.: Kraftstoffe und Schmierstoffe. Automobiltechn. Handb. Berlin: M. Krayn 1928.

172. Ostwald: Chemische Konstitut. und pharmakologische Wirkung. Berlin 1924.

173. Pilaar: Untersuchung und Vergiftungsgefahr durch Auspuffgase von Automobilen. Z. Hyg. **110**, 285 (1929).

174. Piutti: CO-Absorptionsmittel. Giorn. Chim. Ind. Appl. **5**, 70 (1923). C **1923 II**, 1207.

175. Potain, Drouin: Nachweis von CO. C. r. **126 I**, 938 (1898).

176. Potts: Ein Fall von Gehirnentzündung, herrührend vom „Einatmen von Benzindämpfen". J. nerv. diseas **1915**, 24.

177. Ramvez: Tod durch CO im Automobil. J. Pharm. Belg. **6 I**, 433, 449 (1924). C **1924 II**, 1605.

178. Reuter: Über den anatomischen Befund bei der Benzinvergiftung. Wien. med. Wschr. **1907**, 425, 483.

179. Rideal, Taylor: Nachweis geringer Mengen CO in H_2. Analyst **44**, 89 (1919). C **1919 IV**, 521.

180. Rost, Franz, Heise: Beiträge z. Photogr. d. Blutspektr. Arb. a. d. Kais. Gesdh. amt **32**, 223 (1909).

181. Rost: Wirkung des Petroleums bei Tieren. Arb. a. d. Kais. Gesdh.amt **47**, 240 (1914).

182. Rumpf: Die CO-Gefahr in Autogaragen. Zbl. Gewerbehyg. **1928**, H. 5, 18.

183. Sachs: Kohlenoxydvergiftung. Braunschweig: Fr. Vieweg 1900.

184. Salls: Beurteilung von Ozon für Garagenventilation. J. ind. Hyg. **9**, 503 (1927). C **1928 I**, 1801.

185. Sass: Verbrennung im Kraftwagenmotor. Gefahren und Unwirtschaftlichkeit. Gewerbefleiß **107**, 77 (1928). Z. angew. Chem. **41**, 574 (1928).

186. Sayers, Meriwether, Yant: Physiologische Wirkung geringer CO-Konzentrationen. J. Franklin Inst. **193**, 704 (1922). Publ. Health Rep. **37**, 1127 (1922). C **1923 I**, 373.

187. Sayers: Bestimmung des CO-Hämoglobins. Publ. Health Rep. **37**, 2433 (1922); **38**, 2311 (1923).

188. Sayers, Yant, Jones: CO-Bestimmung mittels Pyrotanninsäure. J. Franklin Inst. **196**, 258 (1923). C **1924 I**, 1066.

189. Sayers: „Hoolamite" als Indikator. Z. ges. Schieß. Sprengst. **19**, 179 (1924). C **1925 II**, 490.

190. Scott, Dodd: Feststellung von CO in Bergwerken mit „Hoolamite". J. Franklin Inst. **205**, 428 (1928).

191. Sedlaczek: Die Automobiltreibmittel des In- und Auslandes. Berlin: Julius Springer 1927.

192. Seidell: Bestimmung von CO in Luft. J. Ind. Eng. Chem. **6**, 321 (1914). C **1914 I**, 1898.

193. Shepherd, Porter: Trennung von Gasgemischen durch Destillation bei niederen Temperaturen und Drucken. Ind. Eng. Chem. **15**, 1143 (1923).

194. Siebert: CO-Vergiftung in Garagen. Umschau **31**, 1069 (1927). C **1928 I**, 951.

195. Slaby: Kalorimetrischer Kreisprozeß der Gasmaschinen. Verh. Ver. Beförd. Gewerbefleißes in Preußen 1890/91.

196. Soper: Luft und Gesundheit. Proc. amer. Soc. Civ. Eng. **1925**, 1160. Z. angew. Chem. **41**, 712 (1928).

197. Spitta: Bestimmung kleiner Mengen CO in Luft. Arch. f. Hyg. **46**, 284 (1903).

198. Spitta: Geschichte des CO-Nachweises mit $PdCl_2$. Arch. f. Hyg. **46**, 286 (1903).

199. Spitta: Verkehrsentwicklung und gesundheitliche Verkehrsschäden in der Großstadt. Med. Welt **1**, Nr 37 (1927).

200. Spitta: Gesundheitliche Bedeutung der Luftverunreinigung durch die Auspuffgase der Kraftfahrzeuge. Med. Welt **2**, Nr 44 (1928).

201. Spitta, Heise: Gesundheitsschädlichkeit von Koksfeuern in Neubauten. Arb. ksl. Gesdh.amt **34**, 77 (1910). C **1910 I**, 1740.

202. Scheller: Geruchlosmachung durch Waschen der Abgase unter Zusatz von Luft oder Ozon. P.-ASch. 75995, 46c (10. 11. 1925).

203. Schlagandhauffen, Pagel: Quantitative Bestimmung durch Reduktion von Ag_2O und CuO. C. r. **128**, 309 (1899).

204. Schmitz: Zur chemischen Diagnose der akuten Benzolvergiftung. Dtsch. med. Wschr. **1915**, 1250.

205. Schultze: Ungewöhnliche gewerbliche Vergiftung durch Abgase eines Benzolmotors. Berl. klin. Wschr. **56**, 97 (1919). C **1919 II**, 486.

206. Schultze: Nachweis von CO mit ammoniakalischer Silbernitratlösung. Glückauf **62**, 1496 (1926). C **1927 I**, 632.

207. Schustrow, Stalistowskaja: Das Blut bei Benzinintoxikation. Dtsch. Arch. klin. Med. **150**, 271, 277 (1926).

208. Schustrow, Letawet: Die Bedeutung der Fettsubstanzen bei der Benzinintoxikation. Dtsch. Arch. klin. Med. **154**, 180 (1927).

209. Starkow, W.: Zur Toxikologie der Körper der Benzingruppe. Virchows Arch. **52**, 464 (1871).

210. Stock: Über die experimentelle Behandlung flüchtiger Stoffe. Ber. **47**, 154 (1914); **50**, 989 (1917); **51**, 983 (1918).

211. Stock, Ritter: Gasdichtebestimmungen mit der Schwebewaage. Z. physik. Chem. **119**, 333 (1926).

212. Stavorinus: Nachweis geringer CO-Mengen. Het Gas **47**, 162 (1927). C **1927 I**, 2259.

213. Teague: Bestimmung von CO in durch Motorauspuffgase verunreinigter Luft. J. Ind. Eng. Chem. **12**, 964 (1920). C **1921 II**, 342.

214. Terres: Experimentaluntersuchungen über Zersetzungsgase von Flammen und Motoren. Habilitationsschr. München 1914.

215. Terres, Wehrmann, Lueg: Analyse von Motorabgasen. Z. Elektrochem. **27**, 423 (1921).

216. Thiele: Unschädlichmachen von Abgasen durch Verdünnen mit Luft. P.-AT. 33061, 46c (14. 2. 1927).

217. Thiemann: Kraftstoffe, Verbrennung und Schwerölvergasermotoren. Berlin 1928.

218. Thompson: Verbrennung der Abgase an Kontakten mittels zugesetzter Luft unter Verwendung einer Zündvorrichtung. P.-AT. 30781, 46c (5. 9. 1926); FP. 603238.

219. Toth: Nachweis von CO im Tabakrauch. Chem. Ztg **31**, 98 (1907).

220. Treu: Tödliche CO-Vergiftung durch Automobilauspuffgas. Med. Klin. **1926**, 1143.

221. Wachtel, Rödder, Schneiders: Apparat zur Reinigung der Abgase mit verschiedenen Stoffen. P.-AW. 71635, 46c (29. 1. 1926).

272. Wegmann: Vergiftung mit Motorabgasen. Ber. eidgen. Fabrikinspektoren **1904/05**, 44; Arch. f. Hyg. **84**, 116 (1915).

223. Wehrmann, Terres, Lueg: Verbrennung flüssiger Brennstoffe im Motor. Z. Elektrochem. **27**, 379 (1921). C **1922 II**, 105.

224. Wein: Nachweis von CO in Grubengasen. Chem. Ztg **45**, 610 (1921).

225. Wein: Nachweis von CO in Grubenwettern. Glückauf **61**, 1623 (1925). C **1926 II**, 1456.

226. Weiskopf: Bestimmung von CO in Bergwerksgasen. Z. ges. Schieß. Sprengst. **4**, 352 (1909). C **1909 II**, 1602.

227. Weissenberg: Quantitative Versuche über die Giftigkeit von Benzin und Benzol. Inaug.-Diss. Würzburg 1904.

228. Welzel: Tanninlösung zum Nachweis von CO im Blute. Verh. physik.-med. Ges. Würzburg **33**, H. 3 (1889).

229. Wertaur, Caplan: Entfernung von CO durch Oxydation und gleichzeitige Geruchlosmachung mit aktiver Kohle. EP. 270541 (12. 5. 1927).

230. White: Apparat zur Reinigung der Abgase durch Oxydation an Kontakten unter Luftzusatz. FP. 612282 (20. 10. 1926).

231. Wichern: Über Benzinvergiftung. Münch. med. Wschr. **1909**, 11.

232. Wieland: Über den Wirkungsmechanismus betäubender Gase. Arch. f. exper. Pathol. **92**, 96 (1922).

233. Wilhelmi: Exakte Gasanalyse. Nachweis geringer Mengen CO. Z. angew. Chem. **24**, 870 (1911). C **1911 II**, 303.

234. Wilson, Gates, Owen, Dawson: CO-Gehalt des Blutes, verursacht durch die Kraftfahrzeuge. J. amer. med. Assoc. **87**, 319 (1926).

235. Winkler: Rasche Bestimmung von CO. Montan Rdsch. **15**, 569 (1923). C **1924 I**, 2186.

236. Winslow: Luft und Gesundheit. Proc. amer. Soc. Civ. Eng. **1925**, 794.

237. Wirth: CO, seine Gefahren und Überwindung. Die Gasmaske **1**, 2 (1929).

238. Wolff: Straßenhygiene und Automobilauspuff. Gesdh.ing. **44**, 271 (1921).

239. Yant, Jacobs, Berger: CO-Vergiftungen in Privatgaragen. Ind. Eng. Chem. **16**, 1047 (1924).

240. Zangger: Über Unfälle in Autogaragen und die diagnostischen und rechtlich medizinischen Aufgaben. Dtsch. med. Wschr. **55**, 21 (1929).

Bestimmung von CO in kleinen Mengen.

Die Zahlen vor den Namen der einzelnen Autoren sind die laufenden Nummern des alphabetischen Literaturverzeichnisses auf S. 96ff.; siehe dort auch die vollständigen Zitate. Innerhalb der einzelnen Abschnitte des folgenden Verzeichnisses sind die Arbeiten zeitlich geordnet.

A. Jodpentoxyd-Methode.

155. Nicloux 1898: Nachweis von Spuren in Luft. (Jod in Chloroform aufgefangen, kolorimetriert. H_2, CH_4 stören nicht.)

108. Kinnicut, Sandford 1900: Nachprüfung der Nicklouxschen Methode des CO-Nachweises (vorteilhafter Titration des Jods mit $\frac{n}{1000}$ $Na_2S_2O_3$. 0,002% nachweisbar).

61. Gautier 1901: Nachweis in Luft. (Gebildete Kohlensäure mit Lauge aufgefangen, ausgetrieben und volumetrisch bestimmt. H_2, CH_4 stören nicht, jedoch C_2H_4 und C_2H_2 stören stark. Genauigkeit 0,005%.)

49. Fillunger 1903: Bestimmung in Grubenwettern. (Jod durch Tressensilber zurückgehalten, CO_2 in Baryt aufgefangen, titriert. Genauigkeit 0,01%.)

127. Lévy, Pécoul 1905: Bestimmung geringer Mengen in Luft. (Jod in Chloroform aufgefangen, kolorimetriert, tragbarer Apparat. Genauigkeit 0,005% CO.)

95. Jaubert 1906: Bestimmung von CO und C_2H_2 mit J_2O_5. (Einfluß von C_2H_2 auf CO-Bestimmung mit J_2O_5. Spuren stören schon.)

62. Gautier 1906: Bestimmung von CO. (Schon 1898 Hinweis auf Störungen durch C_2H_2. In Straßenluft keine Spuren C_2H_2.)

128. Lévy, Pécoul 1906: Bestimmung von CO bei C_2H_2-Anwesenheit. (0,05% C_2H_2 geben kaum die Reaktion von 0,0005% CO. 0,01% CO färbt Chloroform intensiv.)

165. Nowicki 1906: Fortschritte der Gasanalyse. (Oxydationskurven von CO, SH_2, C_2H_2, CH_4 an Jodpentoxyd. CO ab 45° bis 88° qualitativ.)

219. Toth 1907: Nachweis im Tabakrauch. (Jod in KJ absorbiert, Titration mit $Na_2S_2O_3$).

150. Morgan, Livingston, Mc. Whorter 1907: Bestimmung in Luft. (Einzig brauchbar ist J_2O_5-Methode. Störungen durch Hahnfett und Schliffe, Apparatur völlig verschmolzen. CO_2 in Baryt aufgefangen. Titration mit Oxalsäure oder J. Titration mit $\frac{n}{1000}$ $Na_2S_2O_3$.)

226. Weiskopf 1909: Bestimmung in Bergwerksgasen.

67. Goutal 1910: Bestimmung in Luft. (Jod volumetr. od. kolorimetr. bei kleinen Mengen CO, bei größeren Mengen CO_2 bestimmt, transportabler Apparat.)

126. Levy 1911: Schnelle Bestimmung. (Entstandenes CO_2 durch gemessene Menge gefärbter Barytlauge geleitet; Gasmenge bis Farbumschlag gemessen.)

156. Nicloux 1912: Darstellung von J_2O_5 für CO-Bestimmungen. (Unreines J_2O_5 gibt schon mit Luft Jod ab. Darstellungsmethode für reinstes J_2O_5.)

192. Seidell 1914: Bestimmung in Luft. (Reaktion bei 150°, handlicher Apparat.)

68. Graham, Winmill 1914: Bestimmung. Ist H_2-Gehalt über 20%, muß das Gas mit N_2 verdünnt werden. Bis 135° stört H_2 nicht. Vorreinigung mit Brom von KW. Genauigkeit 0,02%.

57. Froboese 1915: Prüfung der Methode in Gegenwart von H_2. Bei CO_2-Titration richtige Werte auch bei viel CO. Unterhalb 0,5% CO gibt Jodtitration richtige Werte. Literaturübersicht.

63. Gautier 1915: Arbeiten im Anschluß an Graham, Winmill.

69. Graham 1919: Exakte Analyse in Bergwerken. (Jod in KJ aufgefangen. Titration mit $Na_2S_2O_3$. 0,005% CO Genauigkeit, handlicher Apparat.)

112. Kohn-Abrest 1919: Schnelle Bestimmung in Luft. (Transportabler Apparat. CO_2 in Baryt aufgefangen. Titration mit HNO_3.)

213. Teague 1920: Bestimmung in durch Motorauspuffgase verunreinigter Luft. (Titration des Jodes. Entfernung der störenden Stoffe durch Auskühlen mit flüssiger Luft; handlicher Apparat.)

50. Florentin, Vandenberghe 1921: Bestimmung in Luft und Rauchgasen. (Kritik der Methoden. Reinigungsvorschrift für J_2O_5, Gas maximal 0,1% CO. Hämoglobinmethode nach Kohn-Abret ist zu empfehlen.)

92. Hoover 1921: Reagens auf CO. („Hoolamite" Proberöhrchen. Reaktionsgrenze 0,005%. Farbreaktion.)

224. Wein 1921: Nachweis in Grubengasen. (Oberhalb 0,1% CO sind die CO_2-Werte richtig. Unter 0,1% ist Jodtitration vorzuziehen. C_2H_2, C_2H_4, SH_2 und SO_2 stören, vorher entfernen.)

105. Katz, Bloomfield 1922: „Hoolamite" als Indikator. (Reaktionsgrenze 0,07% in Luft. Aktive Kohle zur Vorreinigung der Gase. Störende Gase und nicht störende Gase.)

104. Kattwinkel 1923: Bestimmung. (Auch bei viel CO anwendbar, wenn durch KOH, H_2SO_4 und A-Kohle geschützt.)

189. Sayers 1924: „Hoolamite" als Indikator. (0,07% nachweisbar. Nie enttäuschend ist die Blutmethode.)

28. Davies, Hartley 1926: Bestimmung in Spuren (Analysenapparatur und Handhabung derselben).

39. Edell 1928: Nachweis in Luft. (Apparat nach Kinnicut, Sandford und Graham. Berücksichtigung der geringen stets durch Luft frei gemachten gleichmäßigen Menge J.)

190. Scott, Dodd 1928: Feststellung in Bergwerken mit „Hoolamite". (Farbreaktion.)

B. Palladiumchlorid-Methode.

175. Potain, Drouin 1898: Nachweis.

96. Jean 1902: Bestimmung in verdorbener Luft. (1%ige Lösung. Farbreaktion.)

198. Spitta 1903: Geschichte des CO-Nachweises mit $PdCl_2$.

36. Donau 1906: Einwirkung von CO auf $PdCl_2$. (Beurteilung des Fortschrittes der Reaktion mittels Leitfähigkeitsmessungen.)

201. Spitta, Heise (1910): Gesundheitsschädlichkeit von Koksfeuern in Neubauten. (0,003% Genauigkeit. 2%ige Lösung auf Papierstreifen.)

233. Wilhelmi 1911: Exakte Gasanalyse. Nachweis geringer Mengen. (Kolorimetr. Bestimmung, handlicher Apparat.)

166. Nowicki 1911: Apparat zum schnellen Nachweis (CO-Detektor). (Zeit bis zur Schwärzung von Reagenspapier wird gemessen.)

15. Brunck 1912: Bestimmung kleiner Mengen. (Verwendung von Na-Azetatzusatz zum $PdCl_2$ erhöht die Brauchbarkeit der Methode.)

31. Desgrez, Labat, Savès 1921: Nachweis in verdächtiger Luft. (Prüfung von Potain, Drouin. Reagenspapier kolorimetrisch.)

235. Winkler 1923: Rasche Bestimmung. (Färbung von Papier. 0,01% CO noch nachweisbar.)

225. Wein 1925: Nachweis in Grubenwettern. (5%ige Lösung. Noch 0,02 bis 0,03% nachweisbar. Unges. KW. mit Br entfernen.)

66. Gordon 1927: CO-Detektor.

C. Oxydations-Methoden.

120. Kreis 1881: Schicksal des CO bei Vergiftungen. (Verbrennung von CO über CuO.)

203. Schlagandhauffen, Pagel 1899: Quantitative Bestimmung durch Reduktion von Ag_2O und CuO. (Messung der gebildeten Kohlensäure oder der Gewichtsabnahme der Oxyde.)

197. Spitta 1903: Bestimmung kleiner Mengen in Luft. (Fraktionierte Verbrennung an Pd-Blech. Umfassende Literaturübersicht, Kritik der Methoden.)

168. Ogier, Kohn-Abrest 1908: Nachweis in Luft. (Ist spektrom. Nachweis nicht mehr sicher, so Oxydation mit Luft an Pt-Draht in Mikroapparatur. Vol.-Änderung nach Absorption mit KOH.)

65. Gnosco 1912: Toximeter (Alarmapparatur). (Empfindlichkeit 0,01%. Differentialthermometerprinzip.)

179. Rideal, Taylor 1919: Nachweis geringer Mengen H_2. (Gas mit elektrolyt. O_2 gemischt; in Kontaktkammer Oxydation zu CO_2, Absorption mit Kalkwasser. Leitfähigkeitsmessung. Registrierapparat.)

121. Lamb, Larson 1920: Bestimmung in Luft. (Differentialthermometer-Methode, Abkühlung der Drähte, auf 0,003% genau.)

151. Moureu, Dufraisse, Landrieu 1923: Bestimmung. (Oxydation von CO zu CO_2. Temperaturerhöhung des Drahtes elektrisch durch Widerstandsänderung gemessen.)

D. Blut-Methode.

70. Gréhant 1900: Nachweis („Grisometer"). (Blut des Versuchstieres entgast, analysiert. Genauigkeit 0,001%.)

119. Kostin 1900: Nachweis geringer Mengen in Blut und Luft.

143. de St. Martin 1904: Bestimmung kleiner Mengen in Luft (spektrometrisch).

167. Ogier, Kohn-Abrest 1908: Nachweis geringer Mengen in Luft (spektrometrisch).

157. Nicloux 1913: CO-Vergiftungskoeffizient. (Extraktion von CO aus Blut mittels Phosphorsäure im evak. Kolben.)

50. Florentin, Vandenberghe 1921: Bestimmung in Luft und in Rauchgasen. (Blutmethode, Ablehnung der J_2O_5-Bestimmung.)

159. Nicloux 1923: Bestimmung in Luft (spektroskopisch, während Gas durchgeht).

2. Andriska 1923: Bestimmung in Luft. (Blutmethode kombiniert mit Tanninmethode von Welzel.)

161. Nicloux 1925: Bestimmung. (Spektroskopisch. Genauigkeitsgrenze 0,001%.)

160. Nicloux 1925: Bestimmung in Luft. (Verfeinerung der Methode bis 0,0003%.)

212. Stavorinus 1927: Nachweis geringer Mengen. (Krit. Übersicht, $PdCl_2$-Methoden, J_2O_5-Methoden. Völlig exakt nur mit Blut.)

E. Sonstiges Analytisches.

228. Welzel 1889: Tanninlösung zum Nachweis von CO im Blute.

29. Dejust 1905: Nachweis von Spuren mit Ag_2O. (Kolorimetr. Nachweis auf 0,01% CO genau.)

35. Donau 1905: Nachweis mittels kolloid. Au. (Auf Grund von Leitfähigkeitsmessungen.)

187. Sayers 1922/23: Bestimmung des CO-Hämoglobins.

174. Piutti 1923: Absorptionsmittel (Holzkohle, Hämoglobin, Kupferchlorür, prakt. Apparatur zur Gasanalyse.)

188. Sayers, Yant, Jones 1923: Bestimmung mittels Pyrotanninsäure. (Einfacher Betriebsapparat.)

103. Kast, Selle 1926: Nachweis mit ammoniakal. Silbernitratlösung. (Vergleichende experim. Prüfung von Methoden, chem. Methoden haben nur qualitative Bedeutung.)

206. Schultze 1926: Nachweis mit ammoniakal. Silbernitratlösung (nach Kast, Selle).

102. Kast, Selle 1927: Nachweis kolorimetrisch. (Untersuchung aller Methoden außer Blut.)

Schriften aus dem Gesamtgebiet der Gewerbehygiene

Herausgegeben von der Deutschen Gesellschaft für Gewerbehygiene in Frankfurt a. M., Platz der Republik 49

Neue Folge

Heft 4: **Die Bekämpfung der Milzbrandgefahr in gewerblichen Betrieben.** Von Dr. **O. Borgmann,** Regierungs- und Gewerberat, Schleswig, und Dr. **R. Fischer,** Regierungs- und Gewerberat, Potsdam. III, 47 Seiten. 1914. RM 1.80

Heft 5: **Die Frühdiagnose der Bleivergiftung.** Drei Referate von Dr. **L. Teleky,** Wien, Dr. **H. Gerbis,** Thorn, Professor Dr. **P. Schmidt,** Halle a. d. S. VI, 65 Seiten. 1919. RM 2.30

Heft 6: **Die Meldepflicht der Berufskrankheiten.** Eine Umfrage, bearbeitet von Dr. **E. Francke,** Frankfurt a. M., und Sanitätsrat Dr. **Bachfeld,** Offenbach. 52 Seiten. 1921. RM 1.60

Heft 7, I. Teil: **Bleivergiftung und Bleiaufnahme.** Ihre Symptomatologie, Pathologie und Verhütung mit besonderer Berücksichtigung ihrer gewerblichen Entstehung und Darstellung der wichtigsten gefahrbringenden Verrichtungen. Von **Thomas M. Legge** und **Kenneth W. Goadby.** Übersetzt von Dr. **Hans Katz**†. Herausgegeben und mit Anmerkungen versehen von Dr. **Ludwig Teleky.** Mit 6 Textabbildungen und 2 Tafeln. Nebst einem Anhang: Die deutschen und deutschösterreichischen Verordnungen zur Verhütung gewerblicher Bleivergiftung. Zusammengestellt im Institut für Gewerbehygiene von Else Blänsdorf, Bibliothekarin. VIII, 372 Seiten. 1921. RM 13.—

Heft 7, II. Teil: **Bleiliteratur.** Veröffentlichungen über Bleivergiftung, Spezialarbeiten und Merkblätter, Textangabe der Bleiverordnungen für das Deutsche Reich, Deutschösterreich und außerdeutsche Staaten. Zusammengestellt im Institut für Gewerbehygiene von **Else Blänsdorf,** Bibliothekarin. IV, 108 Seiten. 1922. RM 3.60

Heft 8 bis 10: **Internationale Übersicht über Gewerbekrankheiten** nach den Berichten der Gewerbeinspektionen der Kulturländer. Mit Unterstützung von Dr. **Ludwig Teleky** bearbeitet von Professor Dr. **Ernst Brezina,** Wien, Technische Hochschule.

Übersicht über das Jahr 1913.	VIII, 143 Seiten.	1921.	RM 4.80
Übersicht über die Jahre 1914—1918.	XII, 270 Seiten.	1921.	RM 10.—
Übersicht über das Jahr 1919.	VII, 118 Seiten.	1922.	RM 4.20

Heft 11: **Die deutsche Bleifarbenindustrie vom Standpunkt der Hygiene.** Nach eigenen Untersuchungen 1921—1922 von Professor Dr. **K. B. Lehmann,** Geh. Hofrat, Direktor des Hygienischen Instituts Würzburg. VI, 95 Seiten. 1925. RM 3.90

Heft 12: **Theophrastus von Hohenheim, genannt Paracelsus: Von der Bergsucht und anderen Bergkrankheiten.** Bearbeitet von Dr. **Franz Koelsch,** Ministerialrat im Bayrischen Staatsministerium für Soziale Fürsorge, Bayrischer Landesgewerbearzt, a. o. Professor an der Universität München. Mit 1 Bildnis. VI, 70 Seiten. 1925. RM 4.80

Heft 13: **Über die Gesundheitsgefährdung bei der Verarbeitung von metallischem Blei** mit besonderer Berücksichtigung der Bleilöterei. Von Dr. med. **Hans Engel,** Berlin. IV, 40 Seiten. 1925. RM 2.70

Heft 14: **Was muß der Arzt von der neuen Verordnung über die Einbeziehung der Berufskrankheiten in die Unfallversicherung wissen und welche Pflichten ergeben sich für ihn daraus?** Versicherungsrechtliche und ärztliche Hinweise. Unter Mitarbeit von Professor Dr. **Hayo Bruns,** Direktor des Bakteriologischen Instituts, Gelsenkirchen, Geh. Sanitätsrat Dr. **Cramer,** Cottbus, Dr. **Martius,** Verwaltungsdirektor der Berufsgenossenschaft der Chemischen Industrie, Berlin, Ministerialrat Professor Dr. **Thiele,** Sächs. Landesgewerbearzt, Dresden, herausgegeben von den Fabrikärzten der chemischen Industrie. Mit 6 Abbildungen im Text und 1 Spektraltafel. IV, 72 Seiten. 1925. RM 4.50

Heft 15: **Die deutsche Fabrikpflegerin.** Von Dr. **Ludwig Schmidt-Kehl,** Assistent am Hygienischen Institut der Universität Würzburg. 31 Seiten. 1926. RM 1.80